# LES APPLICATIONS COURANTES

DU

# MICROSCOPE

# LES
# APPLICATIONS COURANTES
## DU MICROSCOPE

---

## MANUEL ÉLÉMENTAIRE

## à l'usage du Pharmacien pratiquant

PAR

### C.-N. PELTRISOT

*Docteur ès-sciences*
*Chef des travaux micrographiques à l'École supérieure*
*de Pharmacie de Paris*

AVEC

### 17 planches en couleurs

Correspondant à 32 manipulations micrographiques usuelles

---

## PARIS

### VIGOT FRÈRES, ÉDITEURS

**23, place de l'École-de-Médecine (VI<sup>e</sup>)**

—

1907



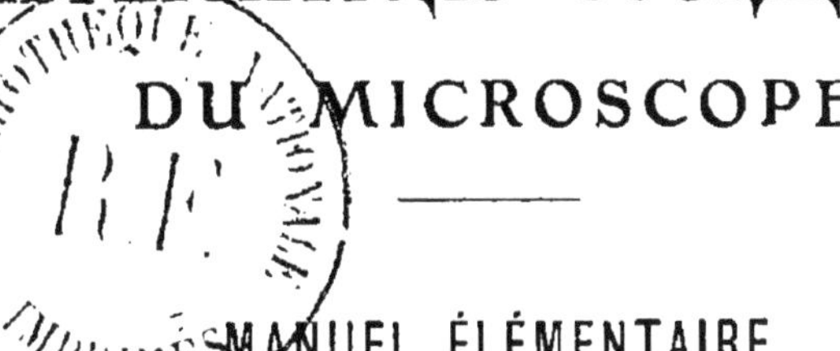

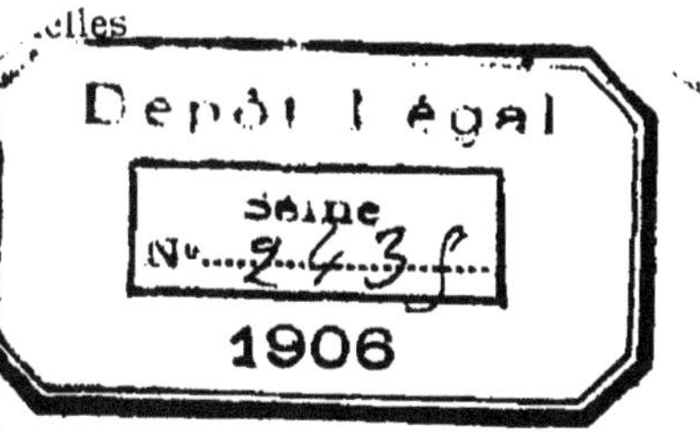

# AVANT-PROPOS

*Pendant très longtemps, le pharmacien s'est désintéressé du microscope. Il n'a pas vu tout le parti moral et matériel qu'il pouvait tirer d'un emploi judicieux de cet instrument qui, on peut le dire sans aucun chauvinisme professionnel, aurait dû rester un instrument essentiellement pharmaceutique.*

*Aujourd'hui que d'autres professions, dont les membres cependant y étaient beaucoup moins préparés que le pharmacien, ont su se tailler la bonne part dans les résultats scientifiques et... pécuniaires de la pratique micrographique, le pharmacien cherche à se ressaisir. Il en est encore temps, du reste, et déjà quelques-uns d'entre nos confrères ont pris un bon rang dans une voie où, de plus en plus nombreux, les jeunes cherchent à les suivre.*

*Cependant, il faut bien le dire, il ne peut être donné à tous les pharmaciens de se spécialiser dans une catégorie de recherches. Le pharma-*

*cien pratiquant doit toucher à trop de sciences pour qu'on puisse exiger de lui une connaissance approfondie de chacune d'elles. Mais ce qu'il doit connaître, c'est, dans chaque catégorie, les questions purement pharmaceutiques et d'une application pratique courante. Pour chacune, il existe un minimum que tout pharmacien sera bientôt impardonnable d'ignorer. C'est ce minimum, en ce qui concerne les recherches micrographiques, que nous avons essayé de réunir dans ce petit ouvrage. Sous sa forme modeste, il ne saurait avoir la prétention de répondre à toutes les questions qui peuvent se présenter dans la pratique* constante *du micros-*
*cope. Il existe, dans ce but, d'excellents traités complets, volumineux et malheureusement souvent chers. Consacrés chacun à une seule catégorie d'opérations micrographiques, ces derniers s'adressent surtout aux pharmaciens qui, par leur situation particulière, ont pu se créer une sorte de spécialité dans ces genres de recherches. Pour la très grande majorité, pour ceux qui ne font que de la pharmacie, mais qui, sans vouloir devenir de savants praticiens, veulent que cet exercice professionnel ne soit pas uniquement mercantile, nous avons voulu rassembler sous un petit volume, exposées d'une façon*

aussi claire que possible, les connaissances micrographiques aujourd'hui indispensables au pharmacien.

Nous avons voulu que ce petit livre fût, au sens le plus strict du mot, un manuel pratique. Nous y avons réuni uniquement les manipulations les plus courantes que le pharmacien doit pouvoir exécuter sans matériel trop spécial et sans l'expérience que donne une pratique journalière. Nous avons éliminé de parti pris toutes les manipulations plus rares ou celles qui exigent une habileté préalablement acquise.

Nous nous sommes attachés tout particulièrement à représenter dans nos planches non la structure théorique mais l'aspect réel, vu dans le microscope, des éléments observés. Nous avons supprimé ainsi, notamment en ce qui concerne les poudres, un obstacle qui rendait impossible leur étude pour toute personne non rompue à ce genre de travail. Nous espérons qu'avec nos dessins interprétés d'une façon absolument neuve (1), et les procédés simples qui permettront à tous de faire de bonnes observations, cette

---

1. Nous tenons à remercier MM. *Chauvet et C*[ie], photograveurs, des soins apportés à l'exécution de nos planches et de la complaisance avec laquelle ils se sont prêtés à un travail souvent très minutieux et très délicat.

étude sera mise à la portée de chaque pharmacien. Hâtons-nous de dire que la nouvelle loi concernant les falsifications (1) met ce dernier dans l'obligation de connaître la pureté des produits qu'il délivre. Or les poudres commerciales sont souvent sujettes à caution. C'est donc pour lui une question capitale et, qu'il le veuille ou non, il faudra absolument qu'il sache se rendre compte des falsifications possibles.

En un mot, les notions réunies ici pour le pharmacien pratiquant sont, non pas celles qu'il pourrait, mais celles qu'il doit absolument posséder et que l'évolution même de la profession lui rendra de plus en plus indispensables.

1. Loi du 1er août 1905.

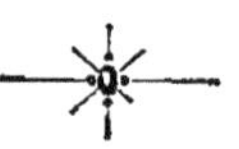

# APPLICATIONS COURANTES DU MICROSCOPE

## à l'usage du Pharmacien

---

## LE LABORATOIRE [1]

### LE MATÉRIEL — LES PRODUITS

*Le matériel.* — Le matériel micrographique est celui que le pharmacien peut installer chez lui le plus simplement et avec le moins de frais. Alors que les recherches de chimie exigent, en plus d'une installation spéciale vaste et coûteuse, un matériel varié et encombrant, que faut-il pour monter un petit laboratoire susceptible de servir à la plupart des observations microscopiques?

Un local spécial n'est pas indispensable. Le moindre coin bien éclairé de l'officine peut être affecté à cet usage. Il n'est que préférable, si on

---

1. Ces indications ont pour but de guider dans leur installation les pharmaciens qui voudraient organiser eux-mêmes à peu de frais leur laboratoire. Rappelons que ceci est un minimum et que ceux qui voudraient affecter à cette organisation une somme plus importante pourraient s'adresser à une maison spéciale. Celle-ci se chargerait, suivant les conditions qui conviendraient au pharmacien, d'une installation plus ou moins complète à son gré.

le peut, de lui consacrer d'une façon définitive, pour l'avoir toujours tout préparé, un coin où l'on aura réuni les instruments nécessaires avec les réactifs.

*Le mobilier.* — Devant une fenêtre bien éclairée, une table massive commune mais bien stable recouverte d'un linoléum uni et facile à laver. A proximité de cette table, quelques rayons permettant de placer les réactifs à portée de la main.

*Les instruments.* — Le plus coûteux et celui qu'il est indispensable de choisir avec soin est le **microscope** (fig. 1). On s'adressera, sans lésiner, à l'une de nos bonnes maisons françaises auprès desquelles on trouvera facilement, en expliquant la nature des opérations auxquelles on veut se livrer, un bon modèle courant en rapport avec le prix que l'on veut y mettre.

Nous rappellerons ici que ce modèle devra principalement posséder : un statif à inclinaison, une platine mobile avec condensateur et diaphragme iris, une combinaison d'oculaires et d'objectifs parmi lesquels *un objectif à immersion 1/15 est indispensable.* Enfin un révolver permettant le changement instantané des objectifs au cours d'une observation.

Dans le doute, l'acquéreur d'un microscope pourra toujours s'adresser pour la vérification

des objectifs et pour tout autre renseignement
aux laboratoires d'enseignement, dont le person-

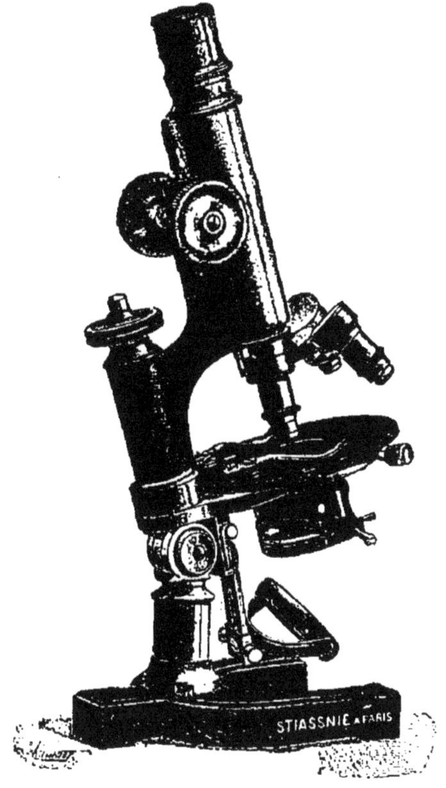


Fig. 1.

nel, en général, se mettra complaisamment à sa
disposition (1).

1. Nous recommandons instamment à ceux pour qui le
microscope serait absolument étranger de s'en faire expli-

Un instrument moins connu, mais dont l'usage tend à se répandre de plus en plus, étant donné ses multiples applications, c'est **l'appareil à centrifuger**. De petite taille, tenant peu de place, d'un prix relativement peu élevé (30 à 40 francs),

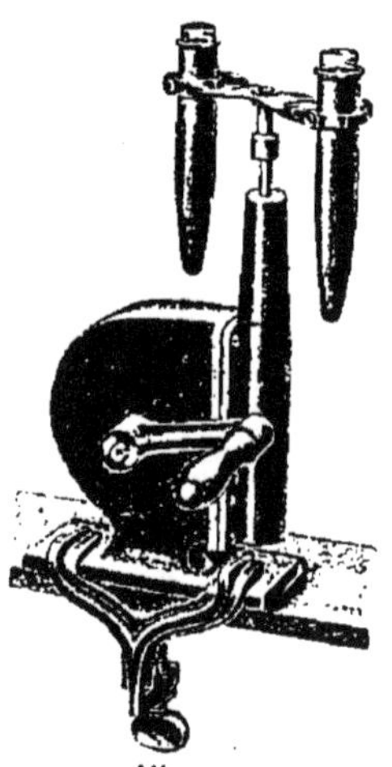

Fig. 2.

les modèles courants, à manivelle, sont indispensables pour l'examen des sédiments urinaires, des crachats dans certains cas, pour l'étude des poudres et des matières alimentaires. La centrifugeuse devra être fixée sur le bord d'une table lourde ou d'un comptoir très stable (fig. 2).

quer longuement le maniement dans tous ses détails par le constructeur. Il y a, en effet, quelques détails techniques que l'on ne peut donner qu'avec l'instrument en mains.

La nécessité de faire des préparations à chaud rend également indispensable la **table chauffante**. On peut choisir un modèle très simple : la lame rectangulaire de cuivre nickelé portée par quatre pieds de 12 à 15 centimètres et chauffée par une

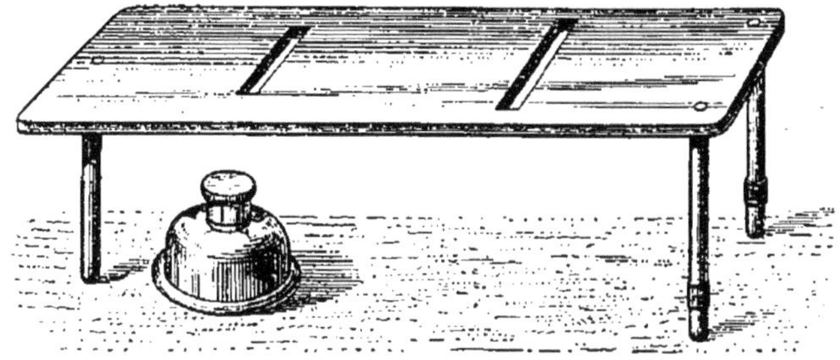

Fig. 3.

lampe à alcool. Nous avons fait construire par la maison Leune un modèle ainsi constitué : la lame rectangulaire est percée de deux fentes transversales qui la divisent en 3 parties, ce qui donne 3 températures bien différentes. Cette lame repose sur 3 pieds dont deux munis de vis calantes, ce qui permet une horizontalité absolue indispensable lorsque l'on fait des colorations à chaud directement sur la lame porte-objet (fig. 3).

Enfin l'**étuve à température constante**. Bien que que cette étuve soit d'une. utilisation peu fréquente dans la pratique courante, nous conseillons son acquisition. Le modèle en cuivre constitué par une boîte cubique que chauffe une veilleuse par l'intermédiaire de l'eau contenue dans une double paroi, nous semble être le moins coûteux et suffisant. Cette étuve ne servira guère qu'aux cultures de bacilles de Löffler en vue d'un examen de fausses membranes. Mais, à notre avis, ne dût-il s'en servir qu'une fois l'an, un pharmacien ne peut pas se refuser à aider par ses recherches le diagnostic du médecin. Il y va de son intérêt moral d'où découle si souvent son intérêt pécuniaire. Du reste une telle étuve peut avoir une application dans un autre ordre de recherches. Elle peut servir à sécher des précipités, de l'albumine urinaire recueillie sur un filtre, à pratiquer des évaporations de toute nature. On la réglera, à l'aide du thermomètre qu'on peut y laisser à demeure, en donnant à la flamme de la veilleuse plus ou moins d'intensité ou encore en la plaçant plus ou moins près de l'étuve. Celle-ci devra être placée dans un coin bien abrité pour que la flamme de la veilleuse, une fois réglée ne soit sujette à aucune variation.

Le régulateur à mercure de Chancel que l'on adapte souvent à ces étuves ne donne pas toujours de bons résultats. La théorie en est ingénieuse et séduisante, la pratique donne souvent des désillusions. Il ne peut du reste servir qu'avec le chauffage au gaz que l'on ne peut pas toujours amener à l'endroit voulu.

Enfin, pour compléter l'installation, tout un

petit matériel courant, peu coûteux du reste :

ɪ lampe à alcool ou mieux, si c'est possible, un brûleur Bunsen à veilleuse ;

ɪ cristallisoir d'un litre environ ;

ɪ carafe pour les lavages (nous conseillons le modèle Péligaud) ;

ɪ dizaine de flacons compte-gouttes ordinaires ou mieux 5 flacons compte-gouttes ordinaires et 5 flacons-pipettes de RADAIS. Ces derniers sont préférables pour l'emploi des matières colorantes.

Des flacons quelconques, mais bouchés au liège paraffiné, pour la conservation des solutions-mères alcooliques de matières colorantes.

Quelques fils de platine montés sur verre, de grosseurs différentes, dont l'un, plus gros, aplati en spatule à son extrémité (prélèvement des crachats).

2 pinces métalliques de DEBRANDT ou mieux les pinces en bois Excelsior EM petit modèle, que l'on a bien en main et qui serrent beaucoup mieux la lame porte-objet.

Une petite provision de lames porte-objet et de lamelles couvre-objet de 20 $^m/_m$ (une centaine), quelques verres de montre, agitateurs, quelques verres à expérience, tubes de BOREL, tubes à essais et éprouvettes graduées (10 cc., 50 cc., 250 cc.).

Une boîte à préparations, un crayon bleu gras spécial pour écrire sur le verre et quelques aiguilles à dissection.

ɪ panier carré porte-cultures, en fil de fer.

*Les réactifs.* —On aura toujours en réserve et à portée de la main, en outre des instruments précités, les produits suivants :

A. — *Matières colorantes et produits divers en réserve.*

Un flacon de 125 cc. de solutions mères (solution au 1/10 dans l'alcool absolu) de chacun des matières suivantes :

> **Bleu de méthylène.**
> **Violet de Gentiane.**
> **Fuchsine.**
> **Thionine.**
> **Eosine.**
> **Vésuvine.**

Ces flacons seront bouchés au liège paraffiné, on y placera 90 grammes d'alcool absolu et 10 gr. de la matière colorante. Agiter ensuite à plusieurs reprises et laisser simplement déposer. On choisira de préférence des couleurs de Grübler, parce que c'est la marque la plus souvent indiquée par les auteurs de formules. Or, en fait de matières colorantes, les résultats varient considérablement suivant les maisons et on ne peut obtenir le résultat annoncé par un auteur qu'en prenant, dans des proportions rigoureusement, exactes le même produit commercial.

Ces solutions mères serviront à préparer les liqueurs colorantes diverses que l'on placera, en

vue de leur emploi, dans des flacons–pipettes de
RADAIS, modèle très recommandable à tous les
points de vue.

Tannin en solution aqueuse au 1/10e.

A. phénique neige en solution alcoolique très
concentrée.

Potasse caustique en solution au 1/100e.

Soude caustique en solution au 1/100.e

(Ces solutions seront conservées en flacons bien
bouchés et souvent renouvelées, car leurs propriétés sont modifiées par la carbonation plus
ou moins profonde en présence de l'anhydride
carbonique de l'atmosphère.)

Acide sulfurique au 1/4.

Solution de chloral au 1/2.

A. acétique cristallisable.

A. lactique.

Hypochlorite de soude concentré.

Solution iodo-iodurée de Gram (iode : 1, iodure
de K : 2, eau 300).

Acétone purifiée.

Alcool absolu, xylol, éther, Baume du Canada
liquide, huile de cèdre pour immersion.


B. — *Réactifs préparés en vue de l'emploi tels
quels immédiat :*

Alcool-éther $\left\{\begin{array}{l}\text{Alcool absolu.}\\\text{Éther.}\end{array}\right\}$ aa

*En flacon compte-gouttes ordinaire.*

**Alcool-acétone** $\Big\{$ Alcool à 90°. . . . . . . . 3 vol.
Acétone. . . . . . . . . I

*En flacon compte-gouttes ordinaire.*

**Liqueur de Gram** (voir plus haut).
*En flacon compte-gouttes ordinaire.*

**Bleu de Löffler** $\Big\{$ Sol. mère de bleu de méthylène.. . . . . . . . . . 5 cc.
Sol. de potasse au 1/1000°. 45

*Flacon-pipette Radais.*

**Fuchsine de Ziehl** $\Big\{$ Sol. mère de fuchsine. . . 5 cc.
Eau phéniquée à 5 °/₀. . . 45

*Flacon-pipette Radais.*

**Violet de Gentiane**
**de Nicolle**
**(phéniqué)** $\Big\{$ Sol. mère de violet de Gentiane . . . . . . . . . . 5 cc.
Eau phéniquée à 5 °/₀. . . 45

*Flacon-pipette Radais.*

**Vésuvine et Eosine** $\Big\{$ Sol. mère . . . . . . . . 5 cc.
Eau distillée . . . . . . . 45

*Flacon-pipette Radais.*

**Bleu-acétone**
**(Peltrisot)** $\Big\{$ Sol. mère de bleu de mé-
thylène . . . . . . . . . 2 cc.
Acétone. . . . . . . . . 18
Sol. de soude au 1/1000°. . 20

*Flacon-pipette Radais.*

Toutes ces solutions devront être placées à l'abri de la lumière autant que possible. Nous indiquerons en temps voulu la formule de quelques réactifs d'un emploi plus spécial et moins courant. En plus on disposera sur la table le Baume du Canada et l'huile de cèdre dans des flacons spéciaux. On peut utiliser des flacons à large ouverture de 3o cc. muni d'un bouchon que traverse une baguette de verre effilée. La pointe plongeant dans le produit à prélever en entraînera toujours, lors du prélèvement, une quantité largement suffisante.

On aura également, à portée de la main, un flacon quelconque de petite taille contenant de l'eau distillée, un autre contenant de la glycérine, deux verres à expérience contenant l'un de petits agitateurs à pointe effilée, l'autre des lames prêtes pour l'emploi, enfin le cristallisoir ainsi que la carafe prêts pour les lavages et, d'une façon générale, les petits instruments les plus courants indiqués plus haut.

Tous ces détails peuvent sembler puérils, mais, nous le répétons, nous nous adressons surtout à ceux qui ignorent tout d'une installation même précaire. Un tel outillage pourra rester installé à demeure, prêt à servir immédiatement et cela sans aucun encombrement. Nous sommes persuadés que la nécessité d'une petite installation préalable, qui prend du temps chaque fois, empêche bien souvent le pharmacien, même possesseur d'un microscope, de s'en servir. Il ne peut en être de même quand cette installation sommaire sera faite une fois pour toutes. Alors la plupart des observations courantes pourront se faire avec tant de facilité et en si peu de temps, que tout pharmacien un peu scrupuleux ne reculera jamais devant elles. Il y prendra même goût au fur et à mesure que son expérience s'accroîtra et cela au grand avantage de sa sécurité commerciale et de son prestige moral. Pour quelques-uns, nous voudrions pouvoir dire pour beaucoup, notre modeste opuscule deviendra bientôt sans doute insuffisant. Avouons, sans aucune humilité comme sans dépit, que c'est là notre plus cher désir.

# EXAMEN MICROSCOPIQUE



## PRINCIPALES POUDRES MÉDICINALES

### § I. — *Généralités :*

### Aperçu d'ensemble, techniques, reproduction

Sans vouloir faire ici un exposé historique qui y serait déplacé, rappelons que l'étude microscopique des poudres a fait depuis longtemps l'objet de nombreux travaux. Citons, pour ne rappeler que les meilleurs et les plus récents, les importants ouvrages de Ludwig Koch, de Mœller, de Greenish et Collin venant après l'excellent petit Guide pratique, le premier du genre en français, de M. E. Collin, dont personne n'ignore la haute compétence en cette matière. Malheureusement, malgré ou peut-être à cause de leur haute valeur scientifique, ces ouvrages ne sont pas à la portée de tous les pharmaciens et cela pour deux raisons. La première, c'est qu'étant donné leur importance, car il s'agit là de travaux d'ensemble portant sur plusieurs centaines de poudres végétales, ces ouvrages coûtent souvent fort cher.

La seconde, c'est que, conçue dans un esprit purement scientifique, la reproduction des poudres par les dessins y est souvent absolument théorique. Elle constitue une dissection savante et savamment représentée de tous les éléments, même de ceux qui ne sont perceptibles que pour les seuls initiés et quelquefois même de ceux que la pulvérisation a rendus méconnaissables. En un mot, ces dessins ne sont souvent compréhensibles que pour les professionnels de l'anatomie végétale, ce qui ne peut être le cas de la majorité des pharmaciens pratiquants. Aussi ne peuvent-ils souvent avoir recours à des ouvrages qui, en somme, les intéresseraient au plus haut point. Nous avons essayé, par une reproduction plus compréhensible pour eux, de leur faciliter la tâche en ce qui concerne les *principales* poudres médicinales. Nous entendons par là celles qui, à cause de leur prix élevé, tentent les falsificateurs et celles dont l'action thérapeutique puissante exige un emploi rigoureusement contrôlé. Nous avons dû laisser de côté les poudres les plus rarement employées et aussi celles qui, à cause leur peu d'activité ou de leur bas prix, n'offrent qu'une étude médiocrement intéressante. Il sera toujours possible au pharmacien, une fois en possession des techniques simples et générales que nous allons lui indiquer, de faire des préparations d'une poudre quelconque à examiner. A défaut de dessin, il les comparera, ce qui est bien souvent possible, avec une préparation d'une poudre type faite par lui à l'aide de matériaux dont il sera sûr. Ajoutons, pour terminer, que si, dans certains cas, l'examen microscopique des poudres supplée à l'insuffisance des moyens chimiques d'investigation, il est quelquefois absolument indispensable d'avoir recours à ces derniers. C'est ainsi qu'un opium, un quinquina épuisés ne perdent pas leurs caractères microscopiques. Le dosage des alcaloïdes pourra alors s'imposer. Ici, comme dans bien des cas, le pharmacien devra mettre à profit dans un même but la multiplicité de ses connaissances et utiliser deux méthodes scientifiques qui se complètent si souvent.

*Techniques.—* Nous allons énumérer ici, avec quelques explications pratiques, les différentes techniques à suivre. C'est à ce chapitre que nous renverrons au cours de l'étude des diverses poudres, sauf lorsqu'il y aura lieu pour l'une d'elles d'employer une technique particulière.

I. — Le procédé le plus simple consiste à monter dans une gouttelette **d'eau distillée** une parcelle de la poudre à examiner. On recouvre d'une lamelle, on appuie légèrement en glissant à droite et à gauche, de façon à homogénéiser la préparation, et l'on essuie avec soin à l'aide de papier buvard l'eau qui a pu déborder de la lamelle. On veillera du reste à ce que ce fait se produise le moins possible. Avec un peu d'habitude on arrivera à mettre la quantité exacte d'eau nécessaire pour bien mouiller la poudre, sans que cette eau débordant de la lamelle vienne mouiller l'objectif et troubler l'observation (1).

Cette technique s'emploiera de préférence pour les poudres de feuilles concurremment avec l'un des procédés suivants.

II. — On placera dans un verre de montre une goutte de **glycérine acétique** et de la poudre à examiner, de façon à en faire une pâte fluide. A l'aide d'une aiguille plate, on prélèvera de petites portions de cette pâte que l'on montera dans une gouttelette de glycérine acétique pure, en prenant toujours les précautions indiquées plus haut.

III. — On opérera comme précédemment, mais en se servant, au lieu de glycérine acétique, d'un mélange de **glycérine** (une goutte) et de **chloral** au 1/2 (une goutte). Comme le rôle du chloral est d'éclaircir certains éléments épais et opaques, il est souvent nécessaire de laisser en contact pendant un temps assez long, variable du reste. Après avoir laissé en contact dans un verre de montre, sous forme de pâte fluide, le mélange de poudre et de glycérine-chloral, on en prélè-

---

1. Dans ce but, on peut se servir, pour prélever la gouttelette, d'un agitateur effilé que l'on égoutte légèrement après l'avoir plongé dans le flacon qui contient l'eau distillée.

vera des parcelles que l'on montera en glycérine pure ou acétique. Ce procédé ne devra jamais s'employer seul pour les poudres où l'on voudra rechercher des éléments minces et transparents, tels que les poils cellulosiques à parois minces de la feuille de digitale.

IV. — Pour les éléments durs, opaques, très colorés que l'on trouve en grand nombre dans certaines poudres grossières, telles que celle de poivre par exemple, on aura avantage à chauffer dans une petite capsule de porcelaine, jusqu'à l'ébullition, un peu de la poudre à étudier avec quelques centimètres cubes **d'acide lactique** (1). On décante ensuite l'excès d'acide et l'on monte en glycérine des parcelles du dépôt. Les éléments en question deviennent ainsi beaucoup plus faciles à étudier. Toutefois ils ont perdu leur aspect réel, surtout leur couleur quelquefois caractéristique. Aussi ne faut-il employer ce procédé que concurremment avec l'une des autres techniques indiquées. La technique suivante, un peu plus compliquée, a l'avantage de modifier moins l'aspect réel des poudres à étudier.

V. — Laisser en contact, dans un tube de centrifugeuse, une petite quantité de la poudre grossière à examiner avec quelques centimètres

1. On pourrait, dans le même but, employer de la lessive alcaline (soude ou potasse) diluée.

cubes d'alcool à 5o° additionnés de quelques
gouttes de choral au 1/2. Après une heure de
contact pendant laquelle on aura agité plusieurs
fois, on centrifuge pour former le dépôt de
toutes les particules solides. On rejette le liquide
que l'on remplace par de l'eau, on agite et l'on
centrifuge de nouveau. On réitère cette opération
jusqu'à ce que l'eau paraisse limpide. On décante
alors cette eau et, à l'aide d'un fil de platine, on
mélange bien, de façon à l'homogénéiser, le
dépôt pulvérulent. C'est là en effet une précaution importante à prendre, car les éléments de
poids différents se déposent au cours de l'opération en couches successives, les plus lourds au
fond, et l'on pourrait n'observer qu'une partie
des caractères si l'on prélevait seulement dans la
couche supérieure du dépôt.

Une fois ce dernier bien mélangé, on fera de
nombreuses préparations à l'aide de parcelles
montées en glycérine.

VI. — Il peut être utile et même indispensable, pour rendre plus claire et plus complète
l'étude d'une poudre végétale, de détruire le
contenu cellulaire comme on le fait dans le traitement des coupes d'histologie. Cette technique
est particulièrement recommandable lorsqu'il
s'agit de rechercher la nature des cristaux d'oxalate de calcium, qui constituent quelquefois un
caractère important de diagnose. Ici encore la

centrifugeuse permettra d'exécuter facilement une série d'opérations qui, sans elle, seraient longues et difficiles. Voici, résumée aussi brièvement que possible, la technique en question.

1º Laisser en contact une portion de la poudre à étudier avec quelques centimètres cubes d'hypochlorite de soude, dans un tube de centrifugeuse, pendant un temps variable, suivant la ténuité de la poudre en question.

2º Centrifuger et jeter l'hypochlorite surnageant.

3º Ajouter quelques centimètres cubes d'eau additionnée d'acide acétique, agiter, centrifuger de nouveau. Renouveler trois ou quatre fois cette opération pour bien laver la poudre.

4º Ajouter au dépôt pulvérulent, après la dernière centrifugation et après avoir rejeté l'eau de lavage, un ou deux centimètres cubes de la solution de vésuvine pour colorer en brun les membranes cellulaires.

5º Centrifuger une dernière fois et rejeter l'excès de matière colorante.

On brassera bien le dépôt pour l'homogénéiser et on fera, avec des parcelles de ce dernier, un certain nombre de préparations. Dans celles-ci les cristaux seront faciles à observer, étant donné le nettoyage des cellules par l'hypochlorite. Il est évident que les poudres ainsi traitées ont perdu complètement leur aspect naturel et qu'avant de les examiner par ce procédé, on aura eu soin de faire des préparations en suivant l'une des autres techniques, qui laissent intact le contenu cellulaire.

En modifiant légèrement cette méthode, on peut pratiquer sur les poudres la double coloration, méthode si précieuse en histologie végétale. Après avoir lavé convenablement à l'eau acétique le dépôt pulvérulent, au lieu d'employer la vésuvine, on emploiera successivement, comme colorants, une solution très diluée ($1 = 500$) de *vert d'iode*, et après lavage à l'eau alcoolisée, une solution de *carmin aluné* (5 minutes de contact). Ce procédé est loin d'être indispensable, cependant il peut renseigner plus complètement sur la nature des éléments de la poudre à examiner.

Pour l'étude des cristaux, on rendra cette technique d'une précision remarquable en la complétant par l'emploi de la **lumière polarisée**. On trouve dans le commerce de petits appareils polarisants, constitués par deux *nicols*, que l'on place, l'un dans la gaîne du condensateur, l'autre au-dessus de l'oculaire. On examinera d'abord la préparation avec les nicols placés de telle façon qu'ils ne changent en rien l'éclairage. On tournera ensuite de 90° le nicol supérieur. L'image du champ microscopique s'obscurcira en laissant illuminés une série d'éléments, parmi lesquels surtout les cristaux. Avec un peu d'habitude on distinguera vite ces derniers de certains organes, qui dévient également le plan de polarisation de la lumière, tels que les fibres et autres éléments à parois lignifiées.

Avant d'en finir avec les différents procédés à employer, disons qu'il est toujours bon de monter dans l'eau une parcelle de la poudre à étudier et de faire arriver sur le côté de la lamelle couvre-objet, une gouttelette d'eau iodée. Celle-ci se mélange peu à peu, par une lente diffusion, avec l'eau qui baigne les particules de poudre. On peut ainsi, si cette dernière contient normalement ou accidentellement de l'amidon, mettre celui-ci en évidence. Cette manière d'opérer fait que, dans ce cas, les grains d'amidon prennent lentement une coloration bleue qui va en s'accentuant. Si au contraire on avait monté directement dans l'eau iodée même faible, les grains d'amidon eussent pris immédiatement une couleur bleue noirâtre, très foncée, qui les rend méconnaissables.

*Conclusions.* — Une fois obtenues, pour chaque poudre à examiner, un certain nombre (le plus possible) de préparations, il s'agit de les comparer avec nos figures. C'est ici que nous croyons avoir fait tout le possible, pour rendre la tâche facile à toute personne, pour qui l'histologie végétale n'est plus très familière. Résumons brièvement les considérations qui ont présidé à l'exécution de ces dessins.

Nous avons d'abord cherché à ne reproduire

surtout que les éléments caractéristiques les plus nombreux, les plus fréquents, ceux qui frappent, au premier coup d'œil, par leur abondance et qu'on n'est pas forcé de rechercher avec une grande attention, mise au service de connaissances spéciales. Nous nous sommes attachés ensuite à représenter ces éléments avec l'aspect réel qu'ils présentent dans le microscope, sans essayer de reproduire une architecture cellulaire, que la pulvérisation a rendue souvent méconnaissable. Nous avons cependant choisi, dans ce but, les fragments les plus susceptibles d'être reconnus et de présenter des caractères diagnostiques assez simples. Nous leur avons donné, non pas l'aspect de fragments de coupes, mais leur forme réelle, leur allure et surtout leur couleur, caractère souvent important.

Dans un autre ordre d'idées, nous avons songé que le pharmacien serait plus souvent appelé à examiner des poudres commerciales que des poudres préparées par les procédés du Codex. Or les poudres impalpables, même pures, mais préparées industriellement, n'ont plus dans le microscope l'aspect des mêmes poudres officinales au sens strict du mot. Dans les premières, les éléments ont subi une trituration beaucoup plus complète, et ceux que les procédés officinaux laisseraient presque intacts, sont devenus presque méconnaissables. D'où nouvelle difficulté pour leur diagnose. Aussi nous avons jugé utile de représenter en partie l'aspect des poudres commerciales lorsqu'il diffère sensiblement de celui de la poudre préparée suivant le Codex. En un mot, quoi qu'en ait dit certain auteur, la pulvérisation modifie profondément l'aspect des éléments anatomiques. Le même auteur préconise également, comme procédé de reproduction, la photomicrographie. Il suffit de jeter un coup d'œil sur le travail ainsi illustré, pour voir combien imparfaites sont ces reproductions. C'est qu'en effet, la photomicrographie exagère les imperfections d'une préparation, supprime la transparence et la coloration de certains fragments et ne peut s'appliquer aux préparations un peu épaisses, puisque la mise au point n'est parfaite que pour un plan idéal impossible à réaliser. De plus le dessin seul permet de rassembler dans une planche unique, les parties caractéristiques dont l'ensemble constitue l'élément principal de la diagnose. Du reste cet ensemble, que nous avons groupé dans chaque planche particulière, le praticien ne le trouvera qu'à condition d'examiner un grand nombre de préparations dans lesquels les fragments caractéristiques se trouvent disséminés. C'est là une règle absolue pour les examens micrographiques et dont il ne faut jamais se départir, sous peine de laisser s'entacher d'erreurs les résultats.

Un autre point très important consiste dans

la réserve et la circonspection qui doivent présider aux conclusions. Le pharmacien se rappellera qu'une foule de circonstances peuvent mêler accidentellement aux poudres commerciales, sans inconvénient grave, les parcelles étrangères les plus diverses. Ce n'est que l'*abondance* constatée dans un grand nombre de préparations, d'éléments *nettement étrangers*, qui devra donner à l'observateur la certitude morale d'une adultération.

A ce propos, on nous reprochera certainement de n'avoir pas donné, pour chaque poudre, des figures représentant les falsifications possibles. Or c'est de parti pris et pour plusieurs raisons que nous avons évité cette grave question. D'abord il faudrait des volumes pour énumérer et représenter toutes les falsifications possibles et ces volumes seraient encore taxés d'insuffisance. Ensuite ce petit livre ne s'adresse pas à des experts mais à des praticiens qui veulent savoir s'ils délivrent un produit pur et qui, en somme, n'ont pas absolument besoin de savoir *avec quoi* peut avoir été effectuée la falsification. Enfin les experts, professionnels eux-mêmes savent combien il est difficile de se prononcer sur la nature d'une falsification et que s'il est souvent possible d'affirmer l'impureté du produit, on peut bien rarement indiquer en quoi consiste l'impureté.

## § 2. — Étude détaillée.

# POUDRES DE FEUILLES [1]

Caractérisées par l'abondance des fragments de tissu chlorophyllien où la structure cellulaire est difficile à mettre en évidence. Des fragments de tissus à cellules plus allongées provenant de la nervure médiane sont colorés en brun ou jaune très clair et quelquefois accompagnés de vaisseaux spiralés, annelés, ponctués, etc. Présence de poils divers souvent brisés et déformés. Enfin le fond de la préparation, surtout dans les poudres commerciales (en G) est formée par des débris de toutes sortes le plus souvent petits et méconnaissables. On pourra *(rarement)* observer des lambeaux d'épiderme avec des stomates.

On emploiera d'abord la technique I qui permettra d'observer les poils souvent caractéristiques, ensuite la technique II dans laquelle les poils devenus transparents seront difficiles à observer, mais où la structure des autres éléments sera devenue plus claire.

On observera plus facilement les éléments transparents en faisant varier la mise au point

---

1. L'étude des poudres officinales des feuilles a fait l'objet d'un excellent travail de M. le professeur BRÆMER. (Toulouse 1891).

dans une lumière convenablement ménagée à l'aide du diaphragme. On ne concluera à une adultération qu'en présence d'une *quantité très notable* d'éléments paraissant étrangers. Il faut songer que les feuilles retiennent dans l'atmosphère, accidentellement, toute une infinité de particules les plus diverses (poils, grains de pollen, etc.., etc.). Quelques impuretés peuvent également provenir d'un nettoyage imparfait des instruments de pulvérisation et de tamisage.

# POUDRE DE *DIGITALE*

## (*Digitalis purpurea.*)

Techniques I et II. Remarquer surtout les poils tecteurs abondants, à parois minces quelquefois finement ponctuées (**p**). Ces poils, dans la poudre commerciale, sont brisés en fragments minuscules plus difficilement reconnaissables. Les poils sécréteurs (**p.s**) sont très rares et on peut quelquefois faire beaucoup de préparations avant d'en trouver. Du reste ils sont déformés. Nombreux débris de tissu chlorophyllien (**t. c**), de vaisseaux (**v**) et de parenchyme des nervures (**t.n**).

*Absence presque complète de cristaux* (on peut trouver de rares cristaux accidentels).

# POUDRE DE *BELLADONE*

## (*Atropa Belladona*)

Techniques I et II, poils relativement rares (**p**), surtout les poils sécréteurs (**p.s**). Débris divers comme ci-dessus. Le caractère important est tiré de la nature des cristaux. Technique VI et lumière polarisée : Cristaux prismatiques et en étoiles, mais surtout *nombreuses cellules à sable cristallin,* apparaissant en clair sur fond sombre dans les masses (**t. c.**) avec les nicols croisés.

PLANCHE I

## 1.— POUDRE DE FEUILLES DE *DIGITALE*

*t. c.* tissu chlorophyllien.
*v.*   débris de vaisseaux.
*p.*   poils tecteurs brisés et déformés.
*p. s.* poils sécréteurs (rares).

En G, aspect de la poudre commerciale.

---

## 2. — POUDRE DE
## FEUILLES DE *BELLADONE*

*t. c.* tissu chlorophyllien.
*t. n.* tissu des nervures.
*p.*   poils tecteurs brisés et déformés.
*p. s.* poils sécréteurs (rares).
*v.*   débris de vaisseaux.
*c.*   sable cristallin sorti des cellules.

Les cellules à sable intactes au milieu des fragments de tissu sont très difficiles à voir, sauf avec la technique VI.

En G, aspect de la poudre commerciale.

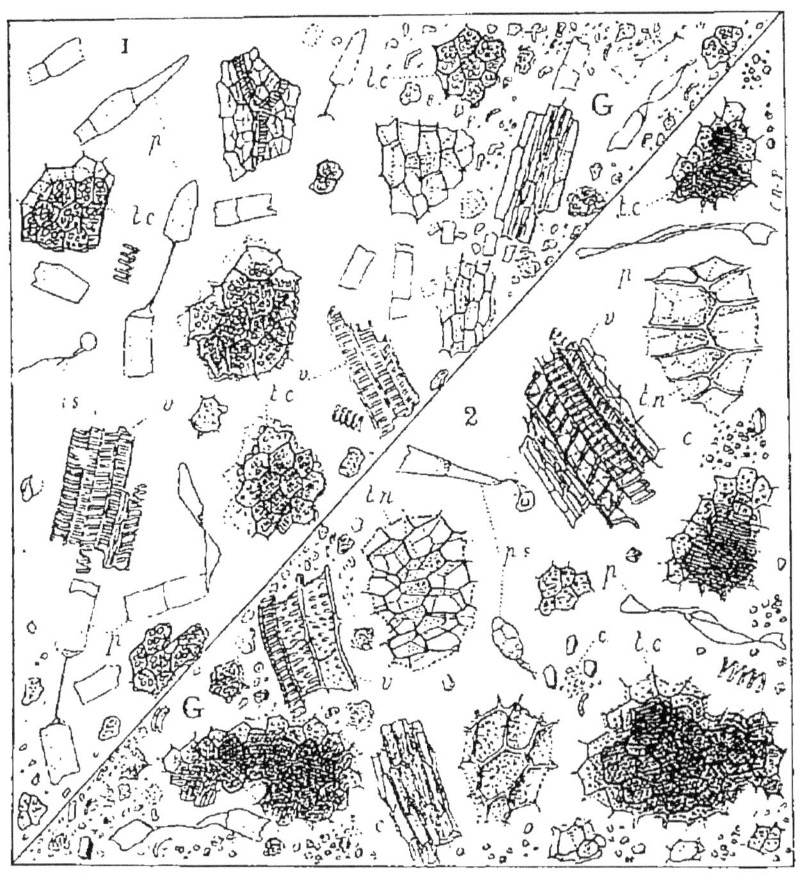

1. Poudre de feuilles de DIGITALE (*Digitalis purpurea*).

2. Poudre de feuilles de BELLADONE (*Atropa Belladona*).

# POUDRE DE *STRAMOINE*

### (*Datura Stramonium*)

Les mêmes éléments que pour la Belladone (techniques I et II).

Les poils tecteurs un peu plus abondants sont munis de *ponctuations bien apparentes*. Les cristaux (technique VI, lumière polarisée) sont surtout *d'abondantes mâcles étoilées* (**c**), quelques rares prismes et cellules à sable.

---

# POUDRE DE *JUSQUIAME*

### (*Hyoscyamus niger*)

Les mêmes éléments principaux. La technique I permettra d'observer des poils tecteurs volumineux, mais très transparents et déformés (**p**). Le caractère important (technique VI, lumière polarisée) consiste dans *l'abondance de cristaux* prismatiques normaux ou plus ou moins déformés par troncatures (**c**). Quelques rares cellules à sable et mâcles étoilées. Les cristaux prismatiques sont souvent accompagnés de débris verdâtres qui les colorent partiellement.

PLANCHE II

## 1. — POUDRE DE
## FEUILLES DE *STRAMOINE*

---

## 2. — POUDRE DE
## FEUILLES DE *JUSQUIAME*

*t. c.* tissu chlorophyllien.
*t. n.* tissu des nervures.
*p.* poils tecteurs.
*c.* cristaux d'oxalate de ca. (mâcles étoilées dans la *Stramoine,* prismes dans la *Jusquiame*).
*v.* débris de vaisseaux.

En G, aspect des poudres commerciales.

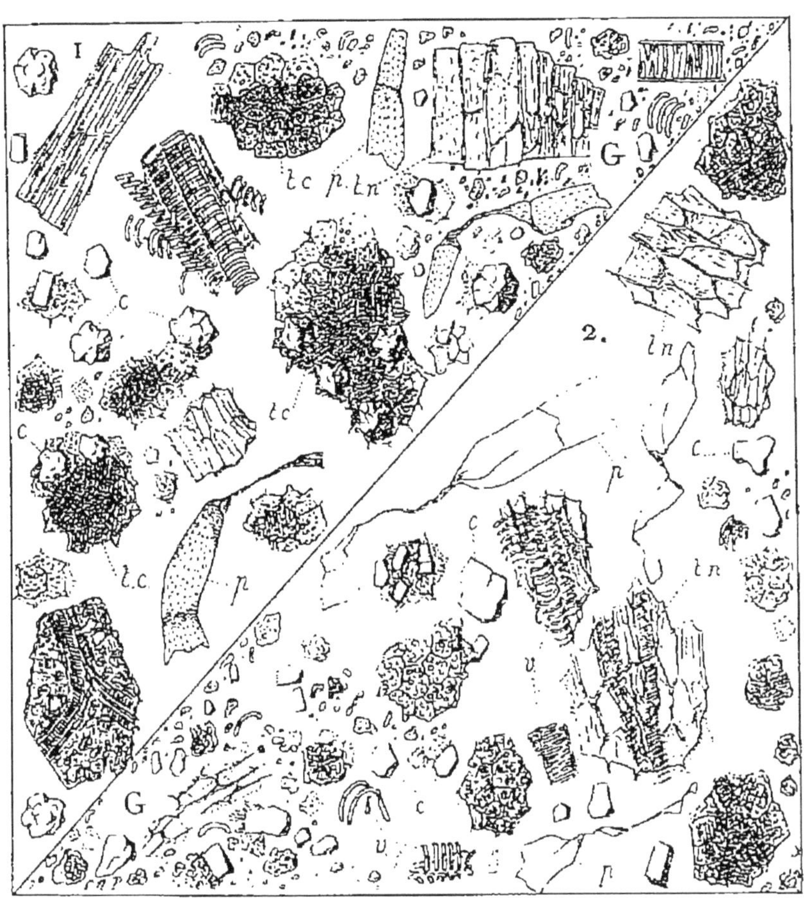

1. Poudre de feuilles de *Datura Stramonium*.

2. Poudre de feuilles de JUSQUIAME (*Hyoscyamus niger*).

# POUDRE DE *SAFRAN*

(Stigmates du *Crocus sativus.*)

**Technique II.** — Nombreux fragments aplatis du stigmate (**s**) ; leur coloration est jaune vif et s'étend à tout le fond de la préparation. Les fragments d'épiderme munis de papilles correspondent à l'extrémité du stigmate. Ils sont rares et assez difficiles à bien observer. Tous ces fragments ont des bords coupés nets.

Quelques éléments formés de cellules plus allongées proviennent des nervures. Débris de faisceaux (**f**) et de vaisseaux (**v**). *Grains de pollen* (**p**). Tous ces éléments dans une préparation faite d'après la technique I prennent une coloration *bleue* intense si on fait arriver latéralement une gouttelette d'acide sulfurique. Ce fait ne se produit plus avec le safran épuisé. Du reste cette coloration est fugace et fait place rapidement à une teinte brune.

---

# POUDRE D'*OPIUM* (O. d'Asie Mineure (1)

(Suc épaissi de diverses variétés du *Papaver somniferum.*)

**Technique III.** Débris cellulaires, surtout de l'épicarpe de la capsule de Pavot (**e**) abondants et caractéristiques.

1. L'opium d'Asie Mineure est le plus courant sur les marchés européens. L'opium de Perse contient très peu de

Nombreuses masses de *latex* desséché et bruni (I).

Une poudre préparée avec de l'opium épuisé présenterait, à part la coloration, des caractères presque identiques. Aussi est-il bon de corroborer cet examen par un dosage de la morphine.

---

PLANCHE III

## 1. — POUDRE DE *SAFRAN*.

*s.*  débris de stigmate.

*e. s.* débris de la partie supérieure du stigmate montrant les papilles épidermiques (fragments rares et assez difficiles à distinguer).

*p.*  grains de pollen.

---

## 2. — POUDRE D'*OPIUM*

*e.*  débris de l'épicarpe de la capsule de Pavot.

*l.*  masses de latex coagulé.

débris de l'épicarpe, mais renferme de l'amidon de riz en quantité notable. L'opium de l'Inde ne contiendrait ni l'un ni l'autre et serait formé de latex presque pur.

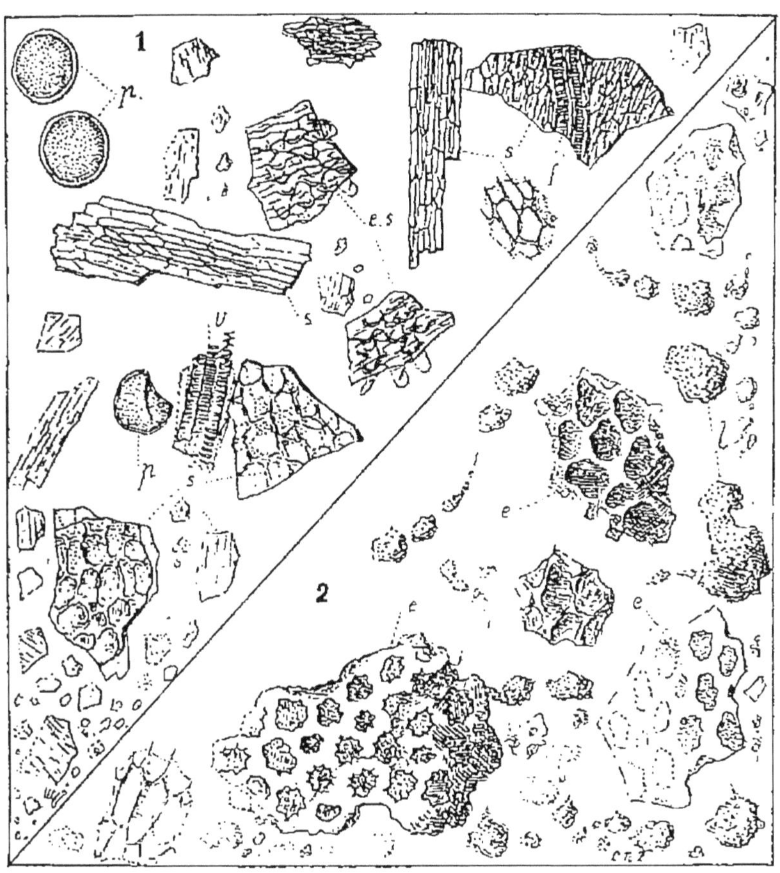

1. Poudre de SAFRAN *(Crocus sativus).*

2. Poudre d'OPIUM de Smyrne.

## POUDRE DE FRUITS ET DE GRAINES

Techniques diverses suivant la nature et la ténuité de la poudre. Eléments les plus constants : fragments d'albumen variable, débris de tégument et, pour les fruits, tissus divers du péricarpe. (sclérenchyme. faisceaux etc.).

---

## POUDRE DE *POIVRE NOIR*
### (Fruit du *Piper nigrum*)

La technique V donne des préparations faciles à étudier. On y observera surtout les éléments caractéristiques suivants :

1º Paquets bruns noirâtres constitués par des *cellules scléreuses de la zone externe du péricarpe*. Quelques cellules scléreuses isolées ou en petits paquets montrent leur coloration jaune, leur contenu brun et leurs parois canaliculées (s.e). Ces éléments manquent dans le *Poivre blanc*.

2º Nombreuses *cellules polygonales translucides des albumens* (a) souvent en paquets plus ou moins volumineux au milieu desquels on peut observer des cellules à essence (c.e) colorées en jaune. Dans les cellules d'albumen on pourra constater la présence de masses sphériques transparentes constituées par de l'amidon aggloméré; c'est un caractère important du poivre (color. bleue par l'iode).

3º Lambeaux plus rares de l'assise sclérifiée de l'*endocarpe* (**s. i**). Ces cellules assez régulières, finement ponctuées, colorées en jaune clair, sont souvent accolées à des fragments de l'albumen et du tégument sous-jacent (**t**), ce dernier leur

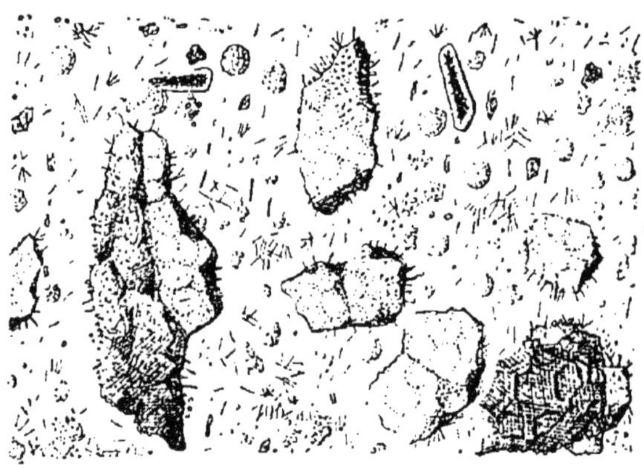

Fig. 4. — Aspect de la poudre montée après macération dans la glycérine pure. Nombreux cristaux de pipérine.

communique alors une coloration fauve clair particulière.

Enfin d'autres débris cellulaires moins caractéristiques provenant de la partie médiane du péricarpe, surtout des débris de faisceaux vasculaires (**f**) et du tissu oléifère (**t. o**).

On fera bien de monter des préparations en suivant la technique II, sans acide acétique, après un contact de quelques heures de la poudre et de la glycérine pure. Ces préparations seront beaucoup moins belles, mais on pourra y observer un caractère important. Le fond contient une infinité de tout petits cristaux aiguillés isolés ou groupés diversement. Ce sont des cristaux de pipérine (fig. 4). On ne les retrouve plus dans la poudre traitée par l'alcool et le chloral.

On pourra aussi examiner des portions de poudre traitées par l'acide lactique (technique IV) pour mieux déterminer la structure des éléments scléreux, d'autres montées dans l'eau et traitées ensuite par la solution iodée pour observer la nature amylacée de l'albumen. Le pharmacien pourra exécuter et conserver un certain nombre de préparations faites à l'aide de poivre pur pulvérisé par lui-même et qui lui serviront, le cas échéant, de terme de comparaison.

PLANCHE IV

# POUDRE DE *POIVRE NOIR*

*s. e.* sclérenchyme de la zone externe du péricarpe.

*s. i.* lambeaux de la couche scléreuse interne du péricarpe.

*t.* fragment du tégument recouvert par un lambeau de la couche scléreuse interne (*s. i.*).

*a.* cellules amylacées de l'albumen embryonnaire et de l'albumen nucellaire.

*c. e.* cellules à essence.

*f.* débris de tissu contenant un faisceau libéro-ligneux.

*t. o.* tissu oléifère du mésocarpe.

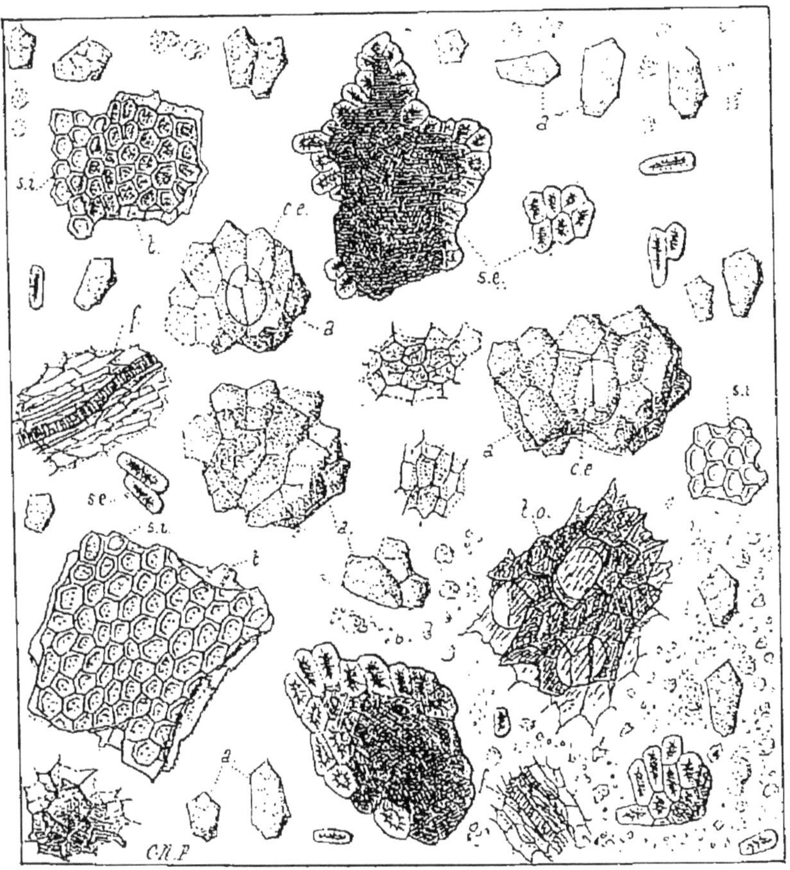


Poudre de POIVRE NOIR

(*Piper nigrum*).

# POUDRE DE *CUBÈBE*

(Fruit du *Piper Cubeba*)

Mêmes techniques que pour la poudre de Poivre.

Malgré l'analogie entre ce dernier et le fruit de Cubèbe, les poudres ne présentent microscopiquement qu'une lointaine ressemblance. Remarquer surtout :

1º Les éléments scléreux de la zone externe (**c.s.e**).

2º Les *paquets* scléreux de la zone interne (**c.s.i**) complètement différents des *lambeaux* de l'endocarpe du Poivre, lesquels sont constitués par *une seule assise* de cellules scléreuses.

3º Des cellules amylacées beaucoup plus rares que dans le Poivre et provenant des albumens (coloration bleue dans l'eau iodée).

Enfin des débris variés provenant du faisceau vasculaire (**f**), du mésocarpe (**m**), du tégument de la graine (**t**), des gouttelettes d'essence (**e**) jaunâtre.

On pourra observer également la coloration rouge, due à la *cubébine*, que prennent les éléments d'une préparation préalablement montée dans l'eau et additionnée ensuite latéralement d'acide sulfurique concentré.

3*

# POUDRE DE *CUBÉBE*

*c. s. e.* cellules scléreuses de la zone externe du péricarpe.
*c. s. i.* cellules scléreuses de la zone interne.
*t.* fragments du tégument.
*m.* tissu oléifère du mésocarpe.
*f.* faisceaux libéro-ligneux.
*a.* cellules amylacées des albumens.

En G, aspect de la poudre commerciale.

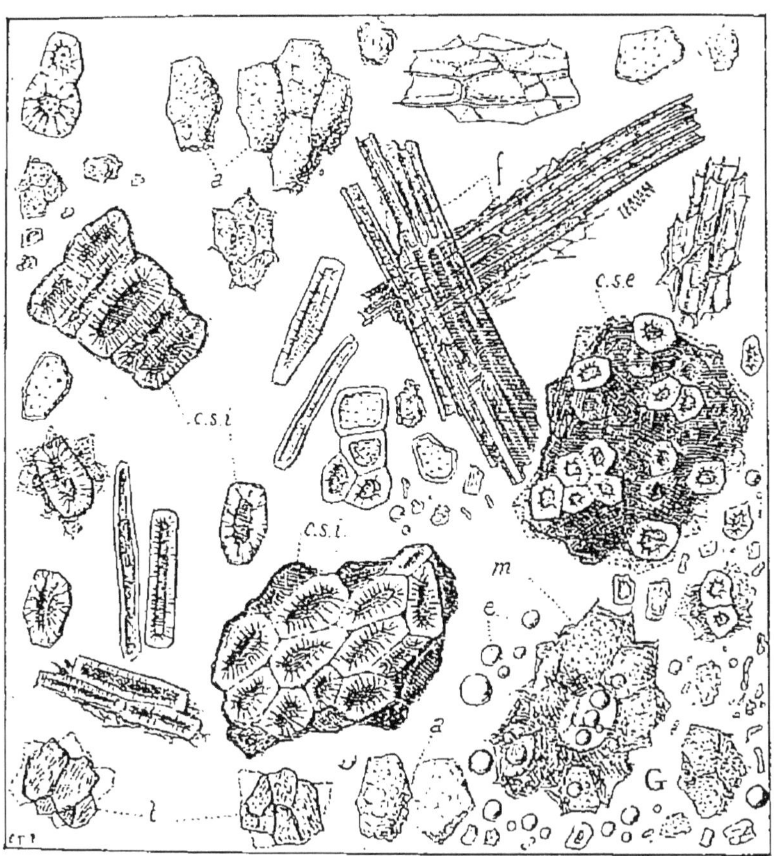

Poudre de CUBÈBE

(Piper Cubeba).

# POUDRE DE *NOIX VOMIQUE*

(Graine de *Strychnos Nux-vomica*)

Techniques II et III. Deux caractères frappent au premier coup d'œil :

1º L'abondance de *bâtonnets brisés* qui sont des débris de la partie supérieure des poils externes (**p**).

2º Les nombreux *fragments transparents* (a) provenant de différentes régions de l'albumen corné suivant lesquelles la membrane varie d'épaisseur.

Remarquer aussi en (**b. p**) des fragments colorés en brun clair. Ce sont des bases de poils externes, vues sous plusieurs aspects : en masses entières ou brisées longitudinalement ou transversalement.

# POUDRE DE *FÈVE DE SAINT-IGNACE*

(Graine de *Strychnos Ignatii*)

Mêmes techniques. Éléments analogues. Cependant les fragments distincts de poils (**p**) sont plus rares. Débris pulvérulents méconnaissables plus nombreux. Absence des fragments caractéristiques (**b. p**), les bases de poils (**b'p'**) ne présentant pas ici le même aspect.

PLANCHE VI

## 1. — POUDRE DE *NOIX VOMIQUE*

*p.*    débris de poils.
*b. p.* débris de la base des poils.
*a.*    divers fragments de l'albumen corné.

## 2. — POUDRE DE *FÈVE DE ST-IGNACE*

*p.*    débris de poils.
*b' p'* débris de la base des poils.
*a.*    fragments d'albumen.

En G, aspect des poudres commerciales.

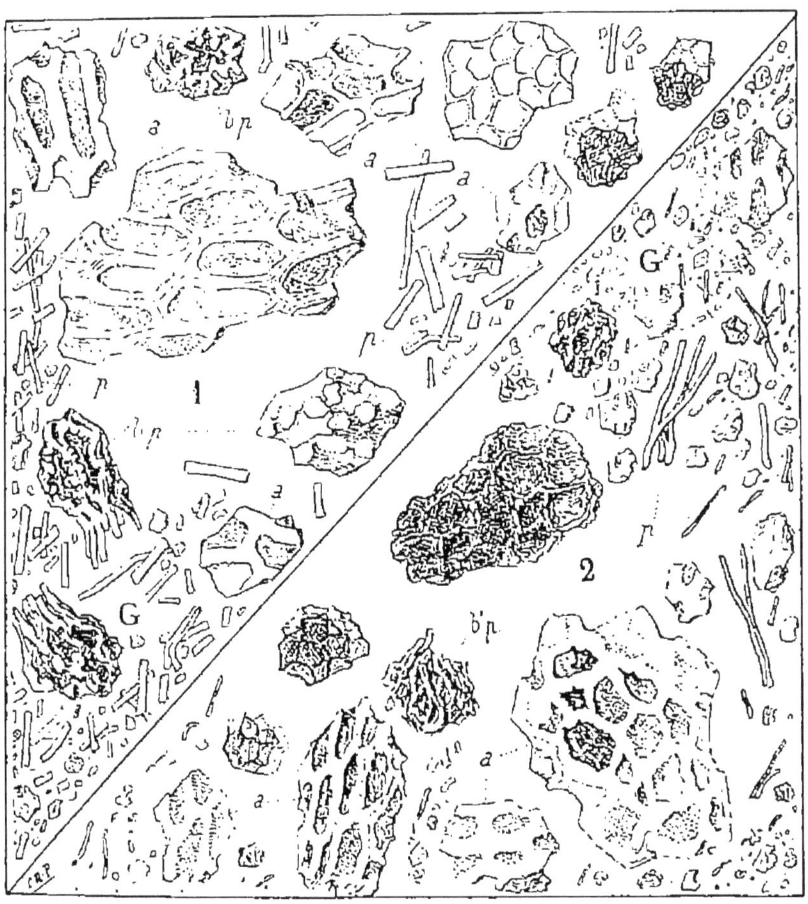

1. Poudre de NOIX VOMIQUE (*Strychnos Nux-vomica*).

2. Poudre de FÈVE DE St-IGNACE (*Strychnos Ignatii*).

# POUDRES D'ÉCORCES

On les étudiera à l'aide des techniques II et III. Elles sont caractérisées, d'une façon générale, par la présence de fragments de *suber*, souvent coloré, en brun plus ou moins foncé et l'absence, théoriquement absolue, de vaisseaux. Elles contiennent fréquemment des éléments scléreux divers (fibres ou cellules scléreuses).

## POUDRE DE *CANNELLE DE CHINE*

*(Cinnamomum Cassia)*

Est caractérisée par l'ensemble suivant :

1º Cellules scléreuses à parois fortement épaissies *surtout d'un côté* et ponctuées (**c.s**). Leur aspect est caractéristique.

2º Fragments de fibres libériennes jaunâtres (**f**).

3º Amidon abondant (**a**) libre ou dans les cellules du parenchyme cortical (**p.c**).

5º Débris de suber (**s**).

En outre, fragments de tissu libérien (**l**).

# POUDRE DE *CANNELLE DE CEYLAN*

*(Cinnamomum Zeylanicum)*

1° Cellules scléreuses plus abondantes (**c. s**).

2° Fibres libériennes plus lisses, plus minces, plus nombreuses (**f**).

3° Amidon rare et en tout petits grains.

4° Pas de parenchyme cortical ni de suber.

---

## PLANCHE VII

## 1. — POUDRE DE *CANNELLE DE CHINE*

*s.*     débris de suber.

*p. c.* parenchyme cortical amylifère.

*c. s.* cellules scléreuses péricycliques.

*f.*     fibres.

*l.*     tissu libérien.

*a.*     amidon abondant.

---

## 2. — POUDRE DE *CANNELLE DE CEYLAN*

*c. s.* cellules scléreuses péricycliques.

*f.*     fibres.

*l.*     tissu libérien.

En G, aspect des poudres commerciales.

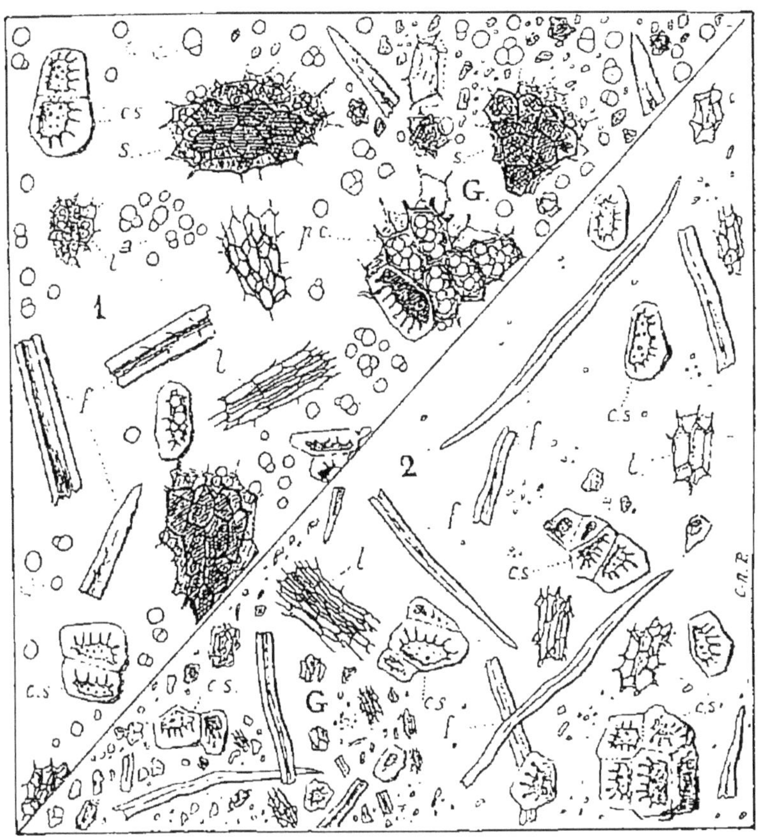

1. Poudre de CANNELLE DE CHINE *(Cinnamomum Cassia)*.

2. Poudre de CANNELLE DE CEYLAN *(Cinnamomum Zeylanicum)*.

# POUDRES DE *QUINQUINAS*

(Divers *Cinchona*)

Technique III. Elles sont surtout caractérisées par d'énormes fibres (**f**) souvent brisées, montrant un lumen axile linéaire d'où partent des canalicules.

La présence de débris de suber colorés en brun (**s**) indique s'il s'agit d'une écorce roulée non râclée ou d'une écorce plate. Les écorces du *Quinquina gris Huanuco* contiennent le plus souvent des cellules scléreuses (**s.c**) qui se retrouvent dans la poudre. On trouvera, en outre, des fragments de tissus cortical et libérien (**l**) avec quelques cellules à sable d'oxalate de calcium (**c.s**) (technique VI, lumière polarisée).

La poudre de *Quinquina Calisaya*, généralement préparée avec des écorces plates et râclées, ne contient pas de suber. On n'y observe pas de cellules scléreuses comme dans le Quinquina gris Huanuco.

Rappelons qu'un dosage d'alcaloïdes s'impose ici en vue de déterminer la valeur d'activité de ces poudres qui,préparées avec des écorces épuisées, présenteraient, à part la coloration, les mêmes caractères microscopiques.

**PLANCHE VIII**

## 1. — POUDRE DE

## *QUINQUINA GRIS HUANUCO*

*s.*     débris de suber.
*f.*     fibres.
*l.*     tissu libérien.
*c. s.* cellule à sable cristallin.
*s. c.* cellule scléreuse corticale.

---

## 2. — POUDRE DE *QUINQUINA CALISAYA*

*f.* fibres.
*l.* tissu libérien.
Pas de suber ni de cellules scléreuses.

---

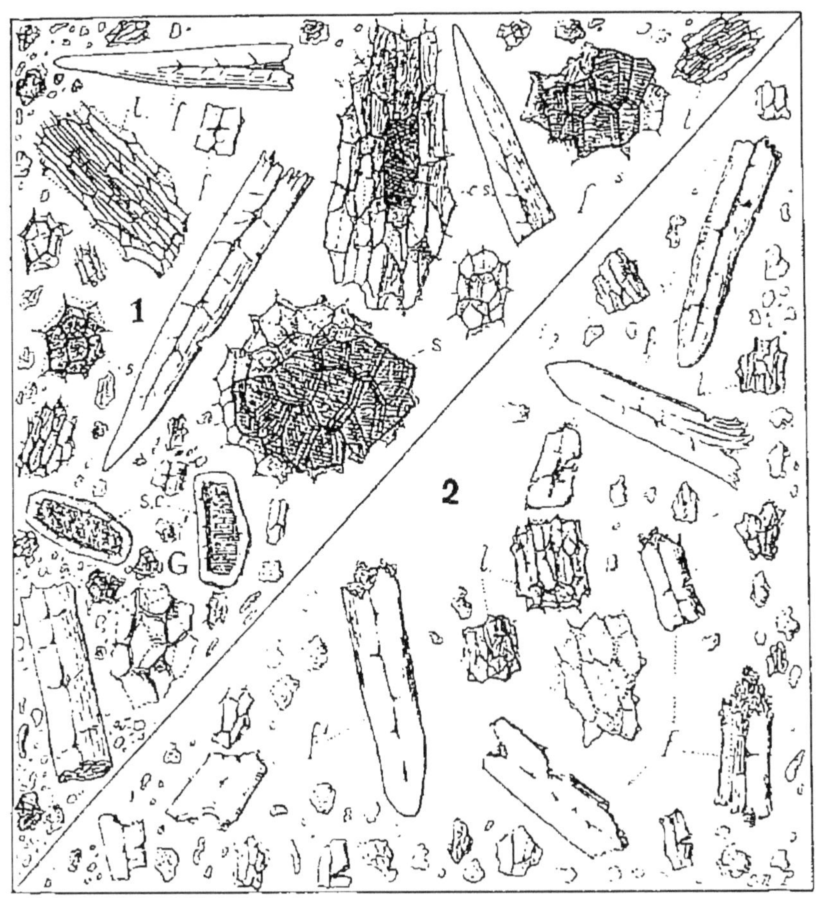

1. Poudre de QUINQUINA GRIS HUANUCO.

2. Poudre de QUINQUINA CALISAYA.

# POUDRES D'ORGANES SOUTERRAINS

*(Racines ou tiges souterraines)*

On y observe, le plus fréquemment : des débris de suber, du parenchyme souvent amylifère, des fragments de vaisseaux et des fibres.

---

## POUDRE DE *RHUBARBE DE CHINE*

(Tige souterraine de divers *Rheum*)

Technique III. La préparation se colore uniformément en jaune.

1º Nombreux débris jaunes de parenchyme amylifère (**p. a**). Les grains d'amidon échappés de ces cellules constituent, dans le fond de la préparation, de nombreux petits groupes (**a**).

2º Nombreuses *mâcles très volumineuses,* caractéristiques, entières (**m**) ou fragmentées (**c**).

3º Débris de faisceaux vasculaires (**f**) et surtout de vaisseaux (**v**) très larges, à ponctuations transversales, assez particuliers.

---

# POUDRE DE *JALAP*

(Tubercules d'*Ipomæa purga*)

Techniques II et III.

1° Nombreux grains d'amidon assez volumineux souvent groupés et provenant de débris de parenchyme amylifère (**p. a**). Ces derniers forment des masses grisâtres caractéristiques.

2° Masses résineuses arrondies (**r**).

3° Débris variés, notamment du suber(**s**) et des vaisseaux, ponctués ou autres (**v**).

---

## PLANCHE IX

## 1. — POUDRE DE *RHUBARBE DE CHINE*

*p. a.* parenchyme amylifère.
*a.* amidon.
*f.* faisceau libéro-ligneux.
*v.* débris de vaisseaux ponctués.
*m.* mâcles étoilées d'oxalate de Ca.
*c.* débris cristallins des précédentes.

---

## 2. — POUDRE DE *JALAP*

*p. a.* parenchyme amylifère.
*a.* amidon.
*s.* suber.
*v.* débris de vaisseaux.
*r.* résine.
*m.* mâcles d'oxalate de Ca. assez difficiles à retrouver au milieu de nombreux grains d'amidon.

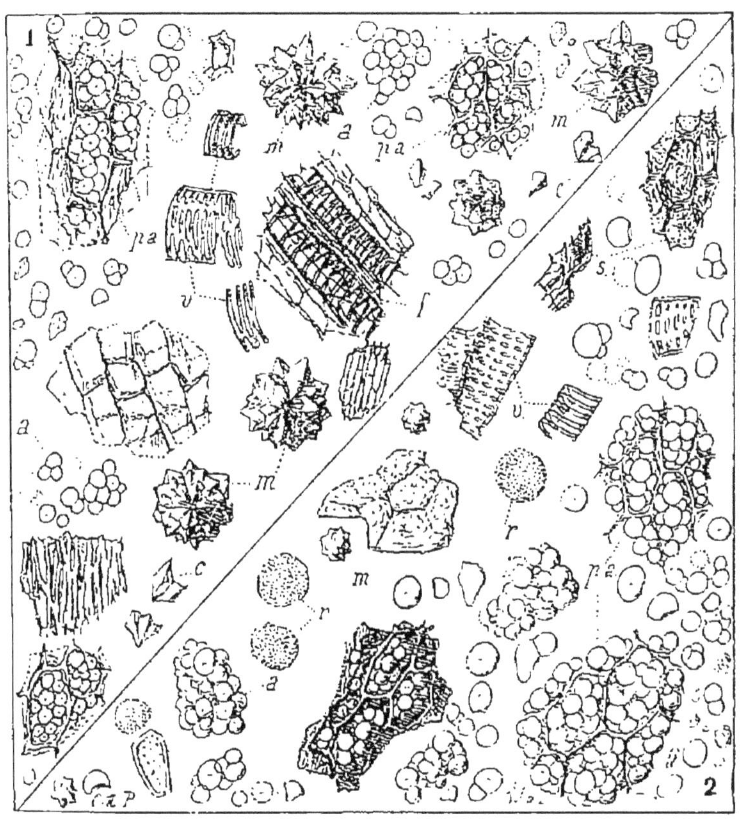

1. Poudre de RHUBARBE DE CHINE *(Rheum officinale).*

2. Poudre de JALAP *(Ipomaea purga).*

# POUDRE D'*IPÉCA ANNELÉ MINEUR*

(*Uragoga* ou *Cephælis Ipecacuanha*)

Technique I. — Ce qui frappe tout d'abord, c'est l'abondance d'amidon en petits grains plus ou moins ronds, souvent groupés par deux ou trois ou formant des masses en forme de grappes (**a**) ou encore contenus dans les cellules du parenchyme amylifère (**p. a**).

On remarquera en outre, en diminuant l'éclairage de la préparation, de *nombreux raphides* (aiguilles d'oxalate de calcium), qui constituent un caractère important (**r**).

Le bois est représenté par des débris fibreux d'un jaune clair ponctués (**b**). Il est dépourvu de véritables vaisseaux. Observer également des fragments du suber (**s**), soit isolés, soit accolés à du parenchyme cortical amylifère sous-jacent.

*Cette poudre ne doit jamais contenir de vaisseaux véritables* (annelés, spiralés, ponctués).

PLANCHE X

# POUDRE D'*IPÉCA*.

*s.* suber.
*p. a.* parenchyme cortical amylifère.
*r.* raphides d'oxalate de Ca.
*b.* bois.
*a.* amidon.
*p. v.* parenchyme privé d'amidon.

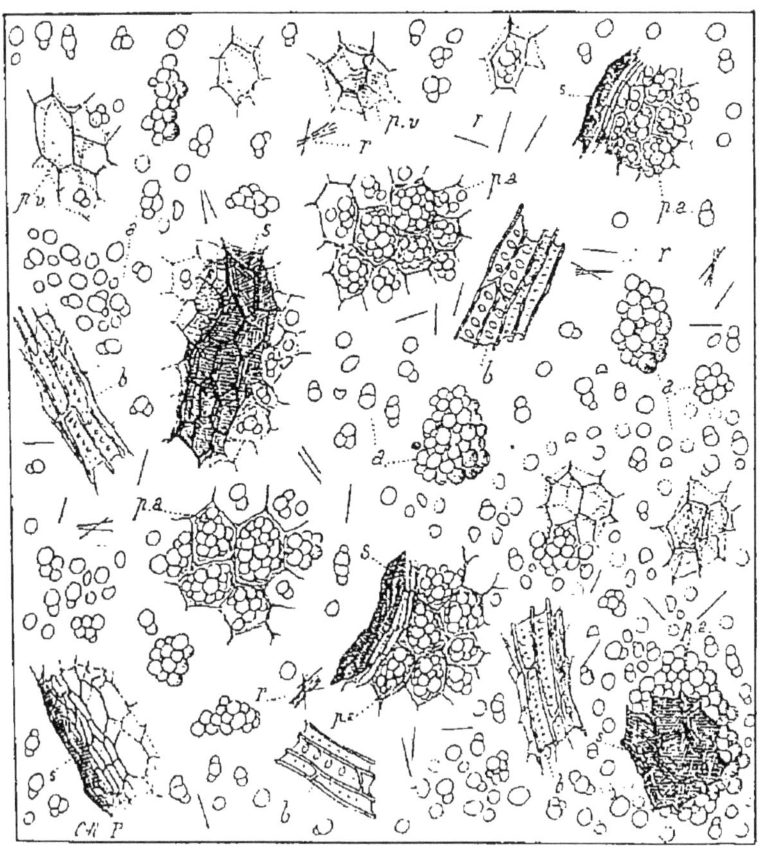

Poudre d'IPÉCA ANNELÉ MINEUR

*(Uragoga Ipecacuanha).*

## POUDRE DE *VIANDE*

L'aspect de cette poudre varie suivant la nature de l'animal (cheval ou bœuf), les morceaux utilisés et le procédé de préparation. Toutefois l'élément le plus important est le muscle strié. La partie supérieure du dessin représente du muscle de bœuf pur préparé par le procédé du professeur Andouard et traité par la technique III.

La partie inférieure représente surtout de la poudre de cheval, produit courant du commerce, de bonne qualité, mais contenant en plus des muscles striés d'autres fragments anatomiques (quelques fibres lisses et des fibres élastiques du tissu conjonctif).

La poudre de cheval est du reste souvent indiquée à cause de ses propriétés nutritives particulières due à l'abondance du glycogène (1).

On pourra avantageusement colorer cette poudre en additionnant le mélange *glycérine-chloral* d'une goutte de solution concentrée d'*iode*. Ce dernier colore en jaune les éléments anatomiques et mettra en évidence, le cas échéant, la présence de fécules.

1. Nous devons à M. BYLA les renseignements et les échantillons qui nous ont servi dans l'étude de cette poudre. Nous l'en remercions ici bien vivement.

PLANCHE XI

1. — Poudre de *Viande.*
2. — Fécule de *Pomme de terre.*
3. — *Arrow-root* des Antilles (*Maranta arundinacea*).
4. — *Arrow-root* de l'Inde (*Curcuma leucorhiza*).

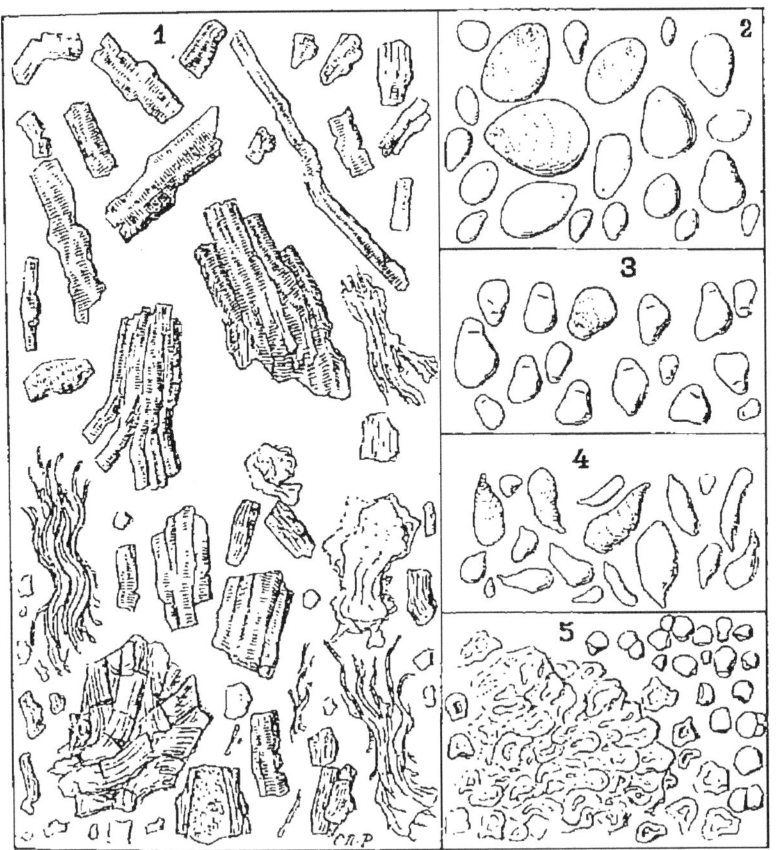

1. Poudre de VIANDE. — Amidons de POMME DE TERRE (2).

de *Maranta* (3), de *Curcuma* (4), de MANIOC (5).

# FÉCULES ET FARINES

## d'un emploi courant

L'examen de ces produits, qui sont en somme des poudres alimentaires, ne présente aucune difficulté technique, mais l'observation et les conclusions demandent beaucoup d'attention et de réserve.

On fera de *nombreuses* préparations de deux sortes.

Les unes montées dans une gouttelette d'eau et aussi peu chargées que possible seront examinées telles quelles en lumière convenablement ménagée.

Les autres seront ensuite colorées par l'addition latérale d'une gouttelette d'eau iodée.

On pourra ainsi constater que :

1° Les fécules ne contiennent que des grains d'amidon variables dans leur forme et leurs dimensions suivant la fécule considérée et se colorant en bleu par l'iode.

2° Les farines contiennent, en plus de l'amidon abondant, de forme souvent caractéristique, des débris de cellules dont le contenu de nature albuminoïde se colore en jaune par l'iode et d'autres fragments plus ou moins méconnaissables pour qui n'est pas rompu à cet examen.

Les fécules ne sont autre chose, en effet, que des amidons débarrassés par la lévigation de tous les débris cellulaires albuminoïdes ou autres qui les accompagnent dans les farines.

Il va sans dire que nous n'allons étudier ici que les fécules et farines les plus connues et de l'usage le plus courant.

---

## a) FÉCULES (voir planche XI)

### Fécule de pomme de terre.

Grains volumineux, ovoïdes, présentant un point excentrique (hile) autour duquel on pourra observer, avec beaucoup d'attention dans les préparations très récentes, des stries concentriques. On aura avantage dans ce but à diminuer le plus possible l'éclairage.

### Arrow-root.

Ce sont des fécules exotiques provenant de rhizomes de plusieurs espèces des genres *Maranta, Curcuma, Canna* (Scitaminées). Les deux plus employées et les plus typiques dans leur aspect microscopique sont :

1º La fécule de *Maranta* (arrow-root des Antilles), grains plus petits et plus irréguliers que ceux de la pomme de terre, hile allongé transversalement.

2º La fécule de *Curcuma* (arrow-root de l'Inde),

grains plus allongés et présentant un mince prolongement terminal où est logé le hile qui est punctiforme.

### Fécule de **Manioc** et **Tapioca**.

Les grains d'amidon de Manioc sont plus petits que les précédents, de forme très irrégulière. Souvent accolés par 2 ou 3, puis séparés, ces grains présentent des faces arrondies et des faces planes.

Le *Tapioca* est constitué par de la fécule de *Manioc* agglomérée en granulations qui ont subi un grillage modéré.

Il en résulte des masses absolument transparentes formées par de l'amidon gonflé, déformé, méconnaissable. Ces masses cependant sont souvent accompagnées de fragments et de grains d'amidon qui ont subi des modifications moins profondes et sont assez faciles à reconnaître.

Les masses d'amidon aggloméré s'observeront plus facilement dans une lumière très faible, l'eau iodée ne les colore que très lentement et sur les bords seulement pour commencer.

### Remarque importante.

Nous insisterons beaucoup sur l'importance, dans l'examen des fécules, des dimensions relatives des grains. Il faut aussi se rappeler que c'est à la forme la plus fréquente et à la taille maxima qu'il est bon de se rapporter. En effet, la

PLANCHE XII

Farine de *Maïs*.
    —     d'*Avoine*.
    —     de *Riz*.
    —     de *Sarrasin*.

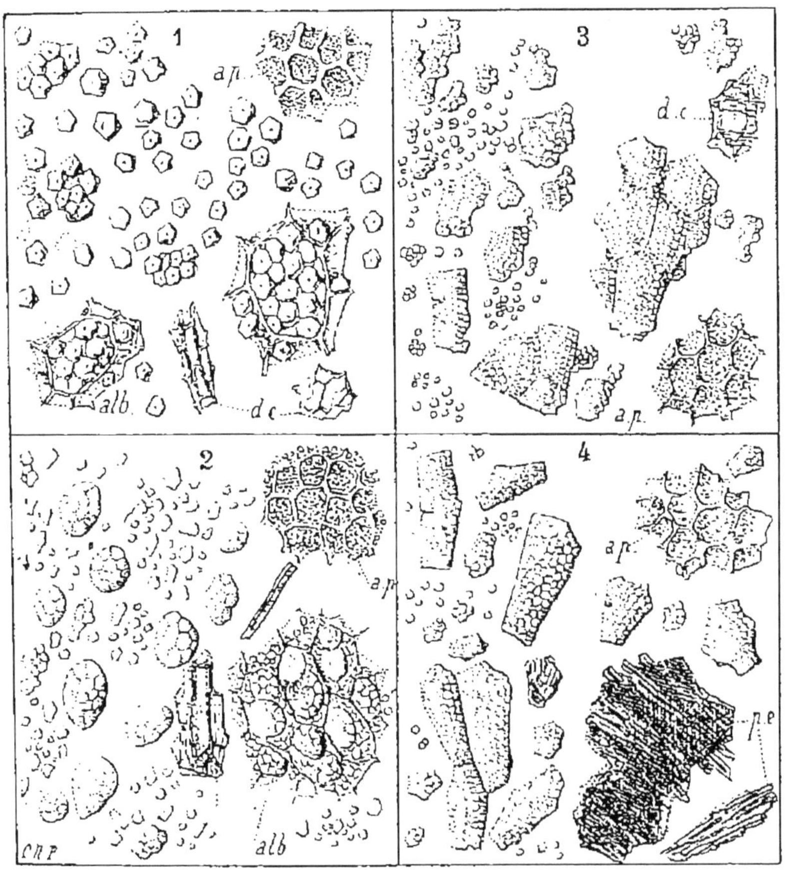

1. Farine de MAÏS. — 3. Farine de RIZ.

2. Farine d'AVOINE. — 4. Farine de SARRASIN.

même fécule présente des grains de toutes les tailles jusqu'au maximum. En outre, la forme n'est pas rigoureusement la même pour les grains d'une même fécule. Ce n'est donc que l'abondance de grains d'une forme et d'une taille déterminées qui doit ici constituer une indication. La même remarque s'applique du reste aux farines que nous allons passer rapidement en revue.

## b) FARINES

Elles contiennent, en plus de l'amidon, des débris divers (**d. c**), des lambeaux d'assise protéique (**a. p**), (assise à *aleurone*, mat. albuminoïde se colorant en jaune par l'iode).

Nous les classerons d'après la forme des grains d'amidon qui constitue le caractère le plus saillant et le plus facile à observer (voir à ce sujet la remarque ci-dessus).

PLANCHE XII

A. — *Amidon en grains polyédriques.*

1º Farine de **Maïs** (*Zea Mays*).

Grains relativement volumineux, assez homogènes dans leur taille et leurs dimensions, quelquefois agglomérés irrégulièrement.

2º Farine d'**Avoine** (*Avena sativa*).

Grains plus petits, très hétérogènes dans leur forme et leurs dimensions, agglomérés en *masses ovoïdes* assez régulières, très caractéristiques.

3º Farine de **Riz** (*Oriza sativa*).

Grains très petits, homogènes, agglomérés en masses irrégulières.

4º Farine de **Sarrasin** (*Fagopyrum esculentum*).

Grains très petits, homogènes, agglomérés en masses régulières d'un aspect polygonal, correspondant aux cellules amylifères. Se distingue surtout du riz par la présence, entre autres débris cellulaires, de fragments brun foncé de l'enveloppe du grain (**p. c**).

PLANCHE XIII

B. — *Amidon en grains arrondis (lenticulaires) ou elliptiques.*

Farine de **Blé** (*Triticum sativum*).

Grains généralement ronds, lenticulaires, de taille moyenne, entre l'amidon de pomme de terre et celui de maïs, tantôt isolés, tantôt en masse correspondant à plusieurs cellules amylifères (**alb.**). Débris, cellulaires divers (**d. c**), assise protéique, rares (**a. p**), masses de grains d'aleurone (col. jaune par l'iode). Il n'est pas rare de constater la présence dans la farine de blé, de farine de légumineuse (fève), qui donne plus de *liant* à la pâte lors de la panification. Cette addition, à moins de convention expresse, constitue une falsification.

Farine d'**Orge** (*Hordeum distichon*).
Grains plus petits et de forme plus irrégulière. Assise protéïque rare (**a. p**), débris cellulaires entre autres des cellules assez caractéristiques, à parois épaisses et ondulées.

Farines de **Seigle** (*Secale cereale*).
Grains plus gros que ceux de l'amidon de blé. Débris cellulaires (**d. c**), assise protéique (**a. p**), masses amylacées de l'albumen (**alb.**). Ibile central quelquefois étoile.

Farine de **Fèves** (*Vicia Faba*).
Comme chez toutes les Légumineuses, les grains d'amidon sont caractérisés par un hile allongé. Grains elliptiques de taille moyenne, nombreux débris cellulaires divers (**d. c**) et surtout grains d'aleurone petits et abondants dans le fond de la préparation (coloration jaune par l'iode).

PLANCHE XIII

Farine de *Blé*.
— d'*Orge*.
— de *Seigle*.
— de *Fèves*.

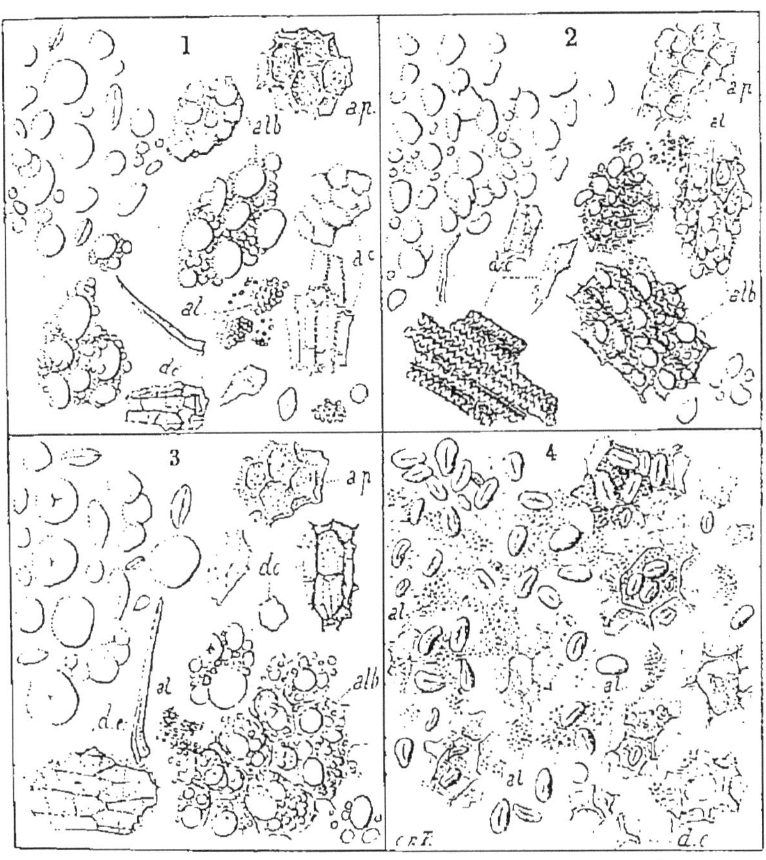

1. Farine de BLÉ. — 2. Farine d'ORGE.

3. Farine de SEIGLE. — 4. Farine de FÈVES.

# EXAMEN MICROSCOPIQUE



DES

# PRINCIPAUX SÉDIMENTS URINAIRES

———

Ces recherches se présentent fréquemment dans la pratique pharmaceutique. Elles n'offrent pas de difficultés techniques et peuvent, dans certains cas, aider au diagnostic du médecin.

Nous avons réuni ici uniquement les formes de dépôts urinaires les plus courantes, laissant de côté, à dessein, les éléments rares et difficiles à reconnaître. Comme nous l'avons dit plus haut, il s'agit ici du *minimum* de connaissances que doit posséder tout pharmacien dans cet ordre de recherches.

Lorsque le dépôt est abondant, il suffira de décanter le liquide surnageant. S'il est faible, on centrifugera l'urine pour rassembler au fond des tubes les particules solides qu'elle contient. On aura soin, dans tous les cas, d'examiner les urines aussitôt que possible après leur émission, avant qu'elles n'aient subi la fermentation. Ceci est particulièrement important pour la recherche de certains éléments organisés que la fermentation détruit ou déforme.

A l'aide du dépôt ainsi rassemblé, on fera de *nombreuses* préparations afin de bien observer tous les éléments qu'il contient. A cet effet on opérera, consécutivement, de deux façons :

1º Pour l'examen des sédiments minéraux ou organiques cristallisés ou amorphes, on placera sur une lame, à l'aide d'un agitateur, une goutte du dépôt, on recouvrira d'une lamelle et l'on examinera dans une lumière ménagée avec un grossissement fort.

2º Pour la recherche des sédiments organisés (pus, cellules, etc.), on additionnera au préalable le dépôt de quelques gouttes d'**éosine** en solution aqueuse et l'on montera comme précédemment quelques préparations du dépôt coloré. L'éosine se fixe sur tous les éléments organisés et les colore en rose vif. On examinera avec un grossissement moyen.

Nous avons représenté aussi exactement que possible, dans nos deux planches, chaque sorte d'éléments. Aussi n'en ferons-nous aucune description. Nous nous bornerons à indiquer, lorsqu'il y aura lieu, la façon de différencier des éléments d'aspect semblable.

## A. — Sédiments minéraux et organiques.

Nous avons groupé ces éléments en dépôt des urines alcalines et dépôt des urines acides, afin de rendre plus frappante la relation qui existe entre la réaction de l'urine et les éléments figurés que l'on peut y trouver. Hâtons-nous de dire que, pour certains d'entre eux, cette distinction n'est pas absolue. Les réactions de solubilité que nous indiquons se feront, sous le microscope, par addition latérale d'acide acétique à une préparation examinée préalablement.

PLANCHE XIV

## Sédiments minéraux et organiques.

*Urines acides* (à gauche).

1° **Acide urique** (très polymorphe).

2° **Urate de soude**. Soluble à chaud.

3° **Acide hippurique**, insoluble dans l'acide acétique.

4° **Oxalate de chaux**. Enveloppes de lettre (octaèdres) insoluble dans l'acide acétique.

5° **Phosphate bicalcique** (urines très légèrement acides, neutres ou amphotères). Soluble dans les acides.

6° Éléments organisés non colorés.

7° **Sulfate de chaux**, se distingue du précédent par son insolubilité dans les acides.

*Urines alcalines* (à droite).

8° **Phosphate ammoniaco-magnésien**, soluble dans l'acide acétique.

9° **Urate d'ammoniaque** (très polymorphe).

10° **Carbonate de chaux**. Soluble dans l'acide acétique avec dégagement de $CO^2$.

11° **Phosphate terreux**. Soluble dans l'acide acétique sans dégagement de $CO^2$. On évitera toute cause d'erreur provenant des carbonates solubles de l'urine fermentée en lavant avec soin le dépôt à l'eau distillée (centrifugation) avant de faire la réaction.

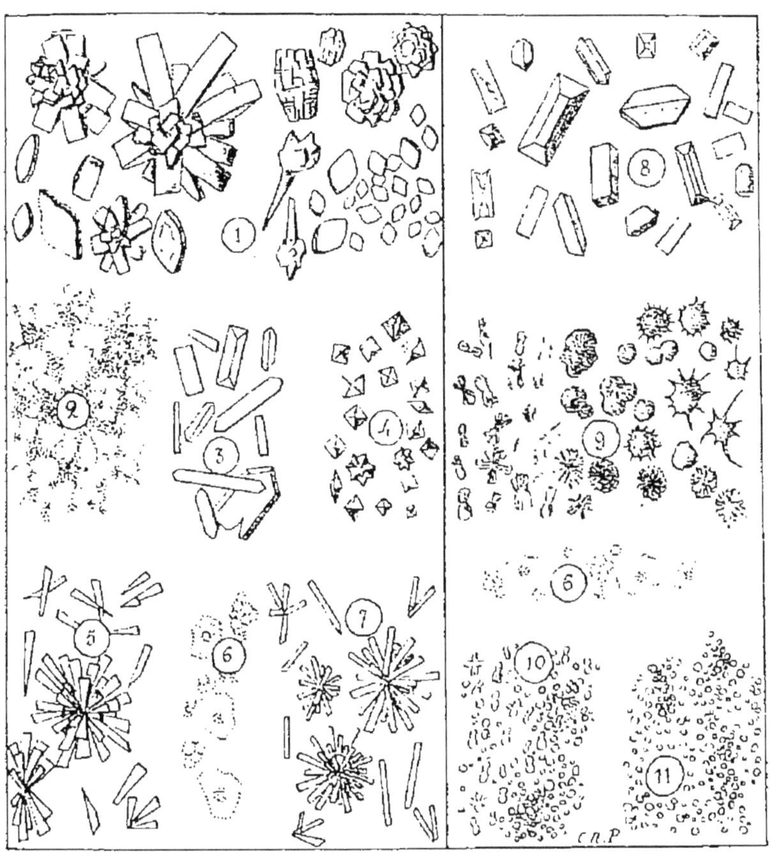

SÉDIMENTS MINÉRAUX ET ORGANIQUES.

*A gauche,* urine acide : *à droite,* urine alcaline.

## B. — **Sédiments organisés.**

Leur présence *abondante* indique une lésion certaine sur le trajet urinaire. Le pharmacien devra laisser au médecin le soin et la responsabilité du diagnostic. Il sera toujours très réservé dans ses conclusions, surtout en ce qui concerne l'origine des cellules épithéliales. Il ne peut être donné qu'à un clinicien impeccable doublé d'un anotomopathologiste consommé et d'un micrographe très expérimenté, de se prononcer avec quelque certitude à ce sujet. Ces éléments en effet varient pour le même organe, se ressemblent dans des organes différents et l'état pathologique modifie quelquefois profondément leur aspect. Ne pas oublier que l'urine normale contient presque toujours des cellules épithéliales, en faible quantité bien entendu. La présence d'abondants leucocytes plus ou moins modifiés et souvent en amas permet cependant d'être affirmatif quant à la présence d'une suppuration sur le trajet urinaire. Nous avons représenté tous ces éléments colorés par l'éosine. On pourrait employer également le bleu de méthylène ou une solution iodée forte.

PLANCHE XV

**Éléments organisés colorés par l'éosine.**

1º Cellules épithéliales de la *vessie*.
2º        —        du *vagin*.
3º        —        de l'*urèthre*.
4º        —        du *rein*.
5º *Cylindres hyalins.*
6º Filaments de mucus.
7º *Globules rouges* plus ou moins déformés.
8º *Globules blancs* et globules de *pus* (globules
     blancs modifiés par la suppuration).
9º Spermatozoïdes.

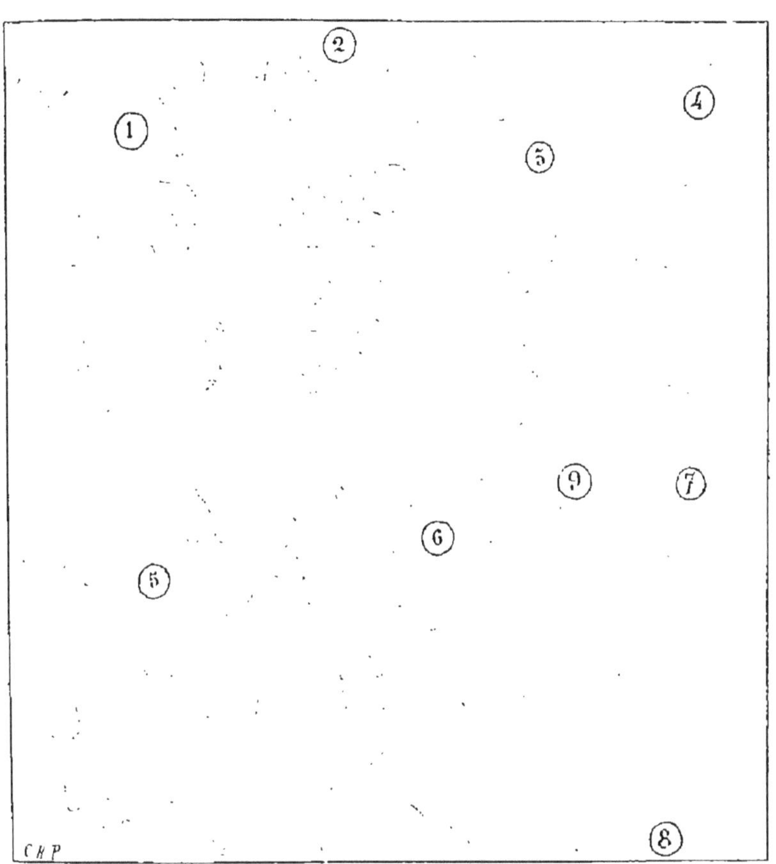

SÉDIMENTS ORGANISÉS

*(colorés par l'éosine).*

# RECHERCHES BACTÉRIOLOGIQUES

## COURANTES

### § 1. — Conseils généraux

Les recherches bactériologiques que tout pharmacien doit pouvoir effectuer couramment sont surtout :

1º L'examen des *crachats* en vue d'y rechercher le bacille de Koch.

2º L'examen des *fausses membranes* et la recherche du bacille de Löffler.

3º La recherche du *Gonocoque* dans le pus urétral.

Ici encore nous nous placerons uniquement au point de vue pratique. Nous insisterons surtout sur la manipulation en elle-même plus que sur sa théorie, car d'une précaution ou d'un tour de main dépend le plus souvent la clarté d'une préparation et partant la justesse du résultat. Nous metrons aussi en garde le pharmacien contre la tendance à des conclusions trop catégoriques.

Enfin, nous ne nous arrêterons qu'à des conseils pratiques qui pourront paraître un peu puérils, mais qui, par cela même, ne pourraient trouver place dans des ouvrages beaucoup plus scientifiques que le nôtre.

**Avant tout examen** on commencera par préparer son petit matériel. On allumera la lampe à alcool sous la table chauffante. On essuiera avec soin quelques lames porte-objet et l'on placera à portée de la main, spatule et fil de platine, pinces diverses, etc. Les colorations se feront de préférence sur la lame porte-objet :

1º Parce que celles-ci sont moins délicates à manier et qu'on risque moins de se contaminer en les brisant ;

2º Parce qu'elles permettent l'examen direct sans montage préalable, ni interposition de lamelles, d'où plus de rapidité et de netteté.

On aura soin de toujours **flamber** le fil ou la spatule de platine :

1º Avant tout prélèvement ;

2º Avant de les reposer sur la table pour éviter de souiller celle-ci de produits dangereux.

Les **lavages** se feront à l'aide de la carafe au-dessus d'un cristallisoir. On tiendra à cet effet, à l'aide d'une pince, la lame *inclinée* comme pour laver une plaque photographique.

Les **séchages** se feront sur une des parties les moins chaudes de la table chauffante (60 à 70º).

On aura eu soin auparavant d'égoutter soigneusement la lame, de l'essuyer à sa face inférieure et d'absorber à la face supérieure la plus grande partie de l'eau avec du papier buvard. On gagne ainsi un temps considérable.

**L'examen** de la préparation ainsi séchée à une chaleur modérée se fera à l'aide de l'objectif à immersion.

1º Placer sur la partie colorée une goutte d'huile de cèdre.

2º Porter la lame sur la platine du microscope et faire descendre le tube à crémaillère jusqu'à ce que l'objectif *touche* très légèrement la préparation au point humecté d'huile.

3º Fixer alors la lame à l'aide des valets.

4º Placer l'œil sur l'oculaire et, à l'aide de la vis micrométrique ou de la crémaillère, *remonter* très doucement le tube porte-objectif jusqu'à ce que les détails de la préparation apparaissent.

5º Placer le miroir de façon à avoir le maximum d'éclairage.

6º Parcourir la préparation en tous sens en déplaçant la platine à l'aide des molettes à vis latérales.

Avant de retirer la préparation on aura toujours soin de **relever le tube porte objectif**, afin de ne pas frotter la lame contre la lentille frontale de l'objectif à immersion. On dévissera celui-ci,

on l'essuiera avec soin à l'aide d'un linge doux
et sec ou d'une peau fine et on le replacera dans
sa boîte de cuivre.

## § 2. — Examen des Crachats

Lorsqu'un malade, sur les conseils de son médecin ou spontanément, demandera l'examen de

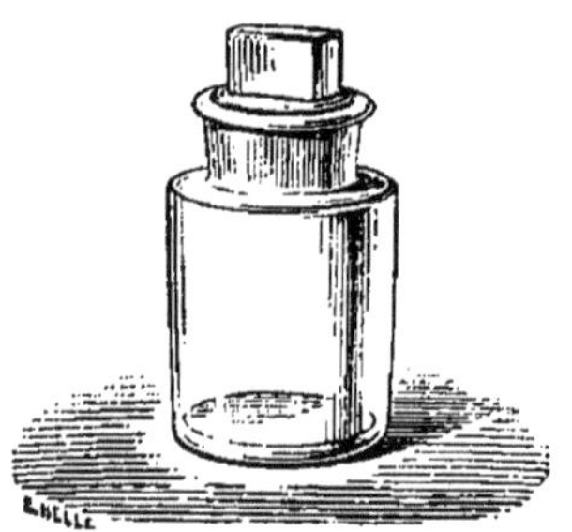

Fig. 5.

ses crachats, le pharmacien lui délivrera un flacon
à ouverture très large et bouché à l'émeri (fig. 5)
(modèle des dispensaires antituberculeux). Il re-
commandera au malade de donner des crachats
du matin et surtout de ne pas expectorer, comme
cela arrive souvent, des mucosités nasales rame-
nées dans l'arrière-gorge. Il le priera instamment d'éviter de cracher sur les bords intérieurs
et extérieurs du goulot. En un mot il fera pren-

dre toutes les précautions qu'il jugera nécessaires pour le transport de ce flacon.

Une fois en possession du crachat, il fera dans ce dernier, à l'aide d'une spatule de platine flambée, des prélèvements. Il s'efforcera à piquer et à entamer les glomérules jaunâtres qu'englobent les masses filantes de mucus bronchique. Ne pas oublier qu'il est nécessaire souvent de s'y reprendre de nombreuses fois avant d'emporter un fragment de matière purulente. Le mucus peut être absolument dépourvu de bacilles tuberculeux, aussi faut-il éviter de ne transporter sur la lame que des fragments de ce produit visqueux, grisâtre, transparent. On évitera aussi de mettre sur la lame trop de matière purulente, ce qui donnerait des préparations trop épaisses et offrant de nombreuses causes d'erreur. Si l'on n'arrivait qu'à en entraîner une forte quantité, on frotterait légèrement à plusieurs reprises cette dernière sur un ou deux centimètres carrés de la lame et on porterait le reste, à l'extrémité de la spatule, dans la flamme du brûleur pour le détruire. L'important en un mot, c'est que la préparation soit constituée par de la matière purulente et que celle-ci soit étalée en couche *aussi mince que possible.*

On nous pardonnera d'insister sur ce début, mais c'est là un point d'une importance capitale et dont l'inobservance est très souvent la cause de résultats erronés.

A l'aide des parties purulentes ainsi prélevées, on fera deux sortes de préparations.

Dans les premières on se proposera de rechercher le bacille de KOCH, dans les autres on déterminera, dans la mesure du possible, les espèces microbiennes intéressantes que peut contenir le crachat et cela grâce à la méthode différentielle de Gram.

### A. — Recherche du Bacille de Koch.

*Principe.* — Les méthodes diverses sont basées sur ce fait que le bacille tuberculeux se colore difficilement (aussi le colore-t-on à chaud), mais résiste aux décolorants. On fait donc agir sur la préparation, longuement traitée par la fuchsine de ZIEHL à chaud, un décolorant plus ou moins énergique. Le bacille de KOCH seul reste coloré, les autres se décolorent. Après un lavage abondant, on recolore ces derniers par le bleu de LÖFFLER et le bacille tuberculeux apparaît ainsi en rouge sur fond bleu. Nous avons indiqué, il y a quelques années, le procédé sûr et rapide que nous décrivons ci-dessous et qui nous rend tous les jours les plus grands services.

*Mode opératoire.* — Une fois le crachat étalé sur un ou deux centimètres carrés au centre de la lame, on place celle-ci sur la table chauffante (60° environ) jusqu'à dessiccation complète. On fixe alors en plaçant sur la préparation une goutte d'*alcool-éther*. Après contact de quelques secondes, on égoutte et on reporte sur la table chauffante. Quant tout s'est évaporé, on place sur la lame quelques gouttes de *fuchsine phéniquée de Ziehl* et on maintient l'horizontalité parfaite à l'aide des vis calantes des pieds.

Pendant deux ou trois minutes on maintient cette température en évitant la dessiccation par quelques additions de nouveau réactif. Au bout de ce temps on retire à l'aide d'une pince la préparation que l'on égoutte dans le cristallisoir.

On la maintient alors inclinée au-dessus de ce dernier et on la lave avec le *bleu-acétone* (voir la formule page 10) jusqu'à ce que la préparation ait passé du rouge au bleu. On lave ensuite à grande eau, on égoutte avec soin, on sèche et on examine comme nous l'avons indiqué plus haut. Cette méthode a l'avantage, sur la méthode classique de Ziehl, d'éviter :

1º L'emploi d'un décolorant trop énergique qui peut amener des causes d'erreur.

2º Les lavages et les recolorations intermédiaires qui prennent du temps. On a en effet intérêt à faire, dans le même temps, le plus possible de préparations et avec le minimum de causes d'erreur.

*Les conclusions.* — Le résultat positif peut permettre des conclusions catégoriques. Il n'en

PLANCHE XVI

### 1. — Crachats tuberculeux colorés par la méthode du *bleu-acétone*.

1. Bacilles tuberculeux colorés en rouge, bâtonnets grêles d'aspect souvent granuleux et vacuolaire.
2. Pneumocoques.
3. Pneumobacilles.
4. Streptocoques.
5. Tétragènes.
6. Coccus et bacilles divers.

Le fond coloré en bleu est constitué par des mucosités contenant des globules de pus et des cellules épithéliales.

---

### 2. — Les mêmes, traités par la méthode de Gram.

Remarquer la façon dont les bacilles tuberculeux ont pris le Gram (granulations plus ou informes). Les pneumobacilles (3) n'ont pas pris le Gram. Les pneumocoques (2) et les autres l'ont pris.

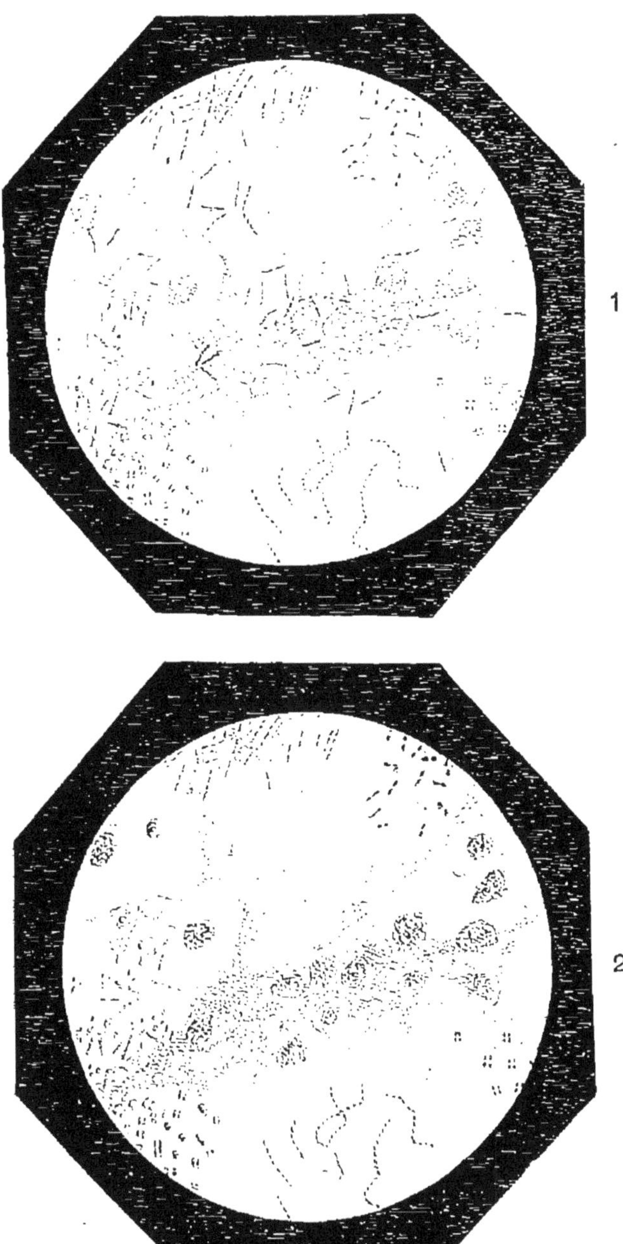

CRACHATS TUBERCULEUX.

est pas de même du résultat négatif. Le pharmacien qui, après de nombreuses préparations, n'aura pas vu de bacilles tuberculeux, devra dire qu'il n'en a pas vu, mais non qu'il n'y en a pas. On a vu combien sont nombreuses les causes d'erreurs. Elles peuvent tenir au mode opératoire, mais aussi au moment où les crachats ont été émis et à la période d'évolution même de la maladie. Il sera toujours prudent de demander, à plusieurs reprises ,de nouveaux crachats du même malade.

**B. — Examen des autres microorganismes. Méthode de Gram.**

On pratiquera sur d'autres préparations la méthode de Gram et on les comparera avec les premières en tenant compte, dans celles-ci, des microorganismes colorés en bleu.

Les préparations fixées à l'*alcool-éther* seront placées sur la table chauffante. On y déposera une goutte de *violet de Gentiane* et quand le réatif émettra des vapeurs, on retirera la lame que l'on égouttera. On y déposera ensuite une goutte de *liqueur iodo-iodurée* de GRAM que l'on laissera en contact quelques secondes. Egoutter et renouveler cette petite opération cinq ou six fois. Laver ensuite la préparation rapidement avec de l'*alcool-acétone*. Aussitôt que la préparation est décolorée, on lave immédiatement à grande eau.

On égoutte, on essuie légèrement et on place sur la préparation une ou deux gouttes d'*éosine*. Laver enfin, égoutter, sécher, examiner.

On sait que, après cette opération, les microbes qui sont dits *prendre le Gram* sont colorés en violet, les autres en rose. Le bacille tuberculeux se colore d'une façon incomplète en violet. Les granulations qu'il contient prennent seules le Gram, aussi ne reste-t-il rien de son aspect réel et de sa forme de bâtonnet.

On peut trouver dans les crachats, avec ou sans bacilles de Koch, les microorganismes les plus divers. Nous ne citerons que ceux qui présentent une importance et qui sont les plus fréquents.

Des *coccus* arrondis ou elliptiques diversement disposés :

1º En longues chaînettes caractéristiques. **Streptocoques**. Ils *prennent le Gram*. Se défier des chaînettes courtes et rares de *Coccus* divers qui n'ont rien à voir avec le **Streptocoque** vrai. La présence de ce dernier dans les crachats assombrit singulièrement le diagnostic.

2º Par groupe de deux, lancéolés, entourés d'une auréole plus claire et *prenant le Gram* : **Pneumocoques** (agents de la pneumonie).

3º Par deux ou plus, pouvant ressembler au précédent, mais *ne prenant pas le Gram*, également auréolé : **Pneumobacilles**.

4º Par quatre et *prenant le Gram* : **Tétragènes** (assez rares).

5º Plus ou moins réniformes, de taille et de formes variables, prenant ou non le Gram : nombreux *diplocoques* indéterminés, peu importants sans doute quoique d'une très grande fréquence dans les crachats.

6º Des bâtonnets de taille variable, prenant rarement le Gram : *Bacilles* quelconques souvent peu intéressants.

7º Enfin les microorganismes accidentels les plus divers : *Levures, Oïdium lactis, moisissures* quelconques, et hôtes habituels de la bouche, etc... etc...

On signalera également les débris organiques plus ou moins abondants, cellules épithéliales, globules de pus, globules rouges.

---

## § 3. — Examen des fausses membranes

Cet examen est des plus importants, car on sait aujourd'hui que les productions néo-membraneuses, ne sont pas le fait du seul bacille de Löffler. Aussi la recherche de ce dernier s'impose-t-elle en vue de déterminer la gravité du symptôme que constitue l'apparition de fausses membranes.

On recueillera ces dernières, à l'aide d'un tampon serré de coton hydrophile aseptique, et on les placera, pour le transport, dans un flacon à large ouverture préalablement lavé d'abord au formol, puis à l'alcool et flambé enfin intérieurement.

La recherche du bacille de LöFFLER comporte deux séries d'opérations qu'il est indispensable d'effectuer pour obtenir un résultat précis :

1º Examen microscopique immédiat de l'exsudat;

2º Cultures sur sérum solidifié. Ces tubes se vendent dans le commerce. Il est bon d'en avoir toujours d'avance.

L'examen immédiat des fausses membranes peut donner une *indication,* rien de plus. Aussi doit-on le pratiquer aussitôt, mais le confirmer par les cultures sur sérum coagulé qui constituent un véritable réactif du bacille de LöFFLER. En effet celui-ci est le seul qui, au bout d'un temps relativement court, six à douze heures, cultive sur le milieu en question. Les micro-organismes qui l'accompagnent ne poussent que beaucoup plus tard, et ce moyen permet de le distinguer en l'isolant.

*Cultures sur sérum.* — Avant tout on pratiquera donc, à l'aide d'une aiguille de platine flambée, des prélèvements de parcelles néomembraneuses. A l'aide de l'aiguille ainsi chargée, on fera des stries longitudinales légères à la surface du milieu (sérum coagulé en tubes inclinés). Ces ensemencements seront faits avec toutes les précautions possibles. Pour ne pas contaminer le milieu de culture par les germes de l'air, on aura soin de flamber avant et après chaque ensemencement l'orifice du tube à culture. On évitera aussi de toucher avec son aiguille de platine les objets environnants.

On fera, sans recharger cette aiguille, trois ou quatre ensemencements pour que le dernier tube soit très peu chargé en germes microbiens. Enfin on flambera longuement son aiguille de platine et l'on versera dans le flacon, sur la fausse membrane, de l'alcool formolé.

Les tubes ensemencés seront ensuite portés dans l'étuve préalablement réglée à 38°. Au bout d'un temps variable (de six à douze heures), on verra apparaître, à la surface du milieu nutritif, des colonies ; celles-ci seront plus distinctes dans les tubes ensemencés en dernier. Ces colonies sont blanchâtres translucides punctiformes. On en prélèvera une, que l'on étalera à l'aide de la spatule de platine, au centre d'une lame où l'on aura placé au préalable une gouttelette d'eau distillée filtrée. On séchera sur la table chauffante, on fixera à l'*alcool-éther* et l'on pourra ainsi pratiquer des observations micrographiques en suivant la technique indiquée ci-dessous.

*Examen direct immédiat de l'exsudat.* — Revenons en arrière, aux fausses membranes stérilisées dans leur flacon aussitôt après les ensemencements effectués. Sans attendre le résultat de ces derniers, il faut pratiquer un examen microscopique immédiat. A cet effet, on prélèvera à l'aide d'une pince métallique ordinaire (pince brucelle) un fragment de la fausse membrane. A l'aide de ce dernier on frottera pendant quelques secondes fortement le centre d'une lame, de façon à laisser sur celle-ci de nombreuses et minuscules parcelles. On replacera le fragment dans son flacon, et l'on flambera pour plus de sûreté l'extrémité de la pince. Les lames ainsi préparées seront séchées. On fixera à l'*alcool-éther* et, sur les préparations ainsi disposées, on pourra faire quelques colorations.

1° Une coloration simple au *bleu de Löffler* ou au *violet de Gentiane* : Une goutte de matière colorante est laissée en contact pendant une ou deux minutes avec la préparation. Celle-ci est ensuite lavée, égouttée, séchée sur la table chauffante et examinée à l'immersion. On observe alors les caractères suivants dans le cas du bacille de LÖFFLER : au milieu de nombreux débris informes (fibrine coagulée des fausses membranes), des *amas* de bâtonnets assez gros, à extrémités arrondies, renflées ou effilées, tantôt en forme de massues, tantôt en forme de biscuits. Ces bâtonnets ne sont pas disséminés d'une façon homogène, mais surtout groupés en amas nombreux, en buissons, quelquefois en rangées de trois ou quatre placés parallèlement, fréquemment par deux en V, par trois en Y. Ces dispositions, jointes à sa forme, lui donnent une allure assez particulière, qu'un œil même modérément exercé peut déjà reconnaître.

2° Un autre caractère morphologique important est donné par la façon dont ce bacille prend le *Gram*. (Voir la technique page 73.) Pour peu que l'action décolorante soit légèrement prolongée, les bâtonnets se décolorent, mais pas entièrement. Il reste sur leur trajet de petites granulations qui ont fixé avec plus d'intensité le violet, et qui tranchent sur un fond à peine teinté.

Cet ensemble de caractères, sans permettre de porter immédiatement un diagnostic catégorique, n'en constitue pas moins une indication qui est loin d'être négligeable, et dont on pourra faire part au médecin avec toutes les réserves possibles.

La principale raison qui rend indispensable l'examen des cultures, c'est qu'on peut observer, assez rarement il est vrai, des formes inoffensives à caractères morphologiques, presque semblables (Bacille pseudo-diphtérique de HOFFMANN) et des variations morphologiques dans la nature du vrai bacille de LÖFFLER. C'est ainsi que la forme courte de ce bacille n'a pas l'aspect indiqué plus haut et se colore d'une façon plus intense et plus uniforme.

Une deuxième raison, c'est que, dans certains cas, une autre infection s'ajoute à la diphtérie

PLANCHE XVII

I. — **Bacille de Löffler**. Frottis de fausse membrane.

A gauche, coloration simple au violet de Gentiane.

A droite, le même, traité par la méthode de Gram. Remarquer la façon imparfaite dont le *bacille de Löffler* se colore.

En bas, la forme courte du même bacille.

———

II. — **Pus blennorrhagique avec** *Gonocoques*.

A droite, coloration au bleu de Löffler.

A droite, traitement par la méthode de Gram. Les *Gonocoques* n'ont pas pris le Gram.

———

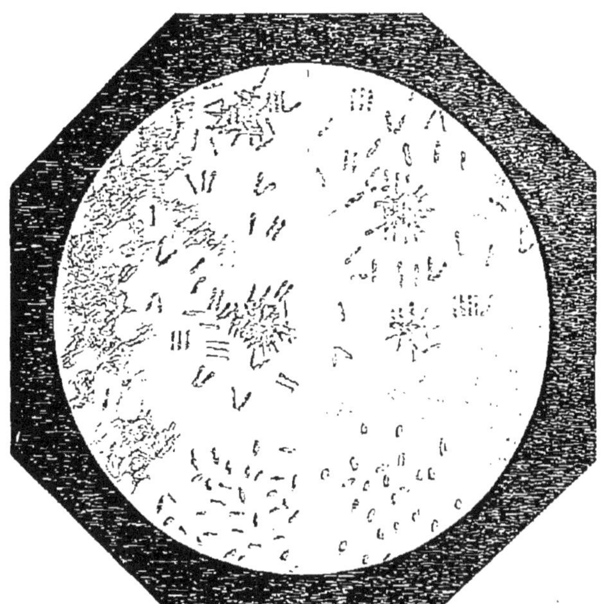

Bacilles de la DIPHTÉRIE.

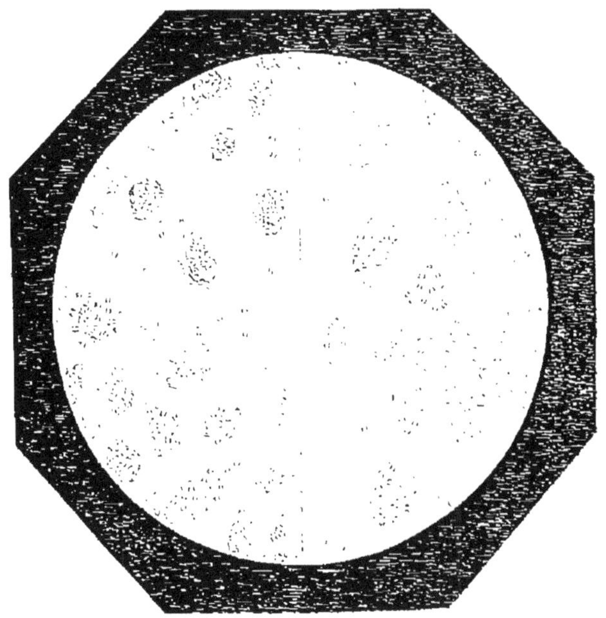

GONOCOQUES.

avec une telle intensité, que ses germes peuvent masquer le bacille de Löffler. Ainsi, dans les angines scarlatineuses, on ne rencontre que du *Streptocoque* pur et abondant, mais dans l'association scarlatine+diphtérie, les *Streptocoques* masquent d'autant mieux le bacille de Löffler que celui-ci affecte dans ce cas la forme courte déja morphologiquement moins caractéristique.

Ajoutons enfin, ce que nous ne saurions trop répéter, qu'ici encore il faut observer de *nombreuses* préparations, avant de se faire une opinion, et attendre pour confirmer cette dernière le résultat des cultures sur sérum.

## § 4. — Examen d'un pus urétral

### (Recherche du Gonocoque.)

Cette recherche présente un grand intérêt, étant donné que les écoulements simples dus à des micro-organismes autres que le Gonocoque de Neisser, sont beaucoup moins graves et moins rebelles. Malheureusement, et nous tenons à insister dès maintenant sur ce point, il s'agit là de recherches excessivement délicates. Il n'existe pas de réaction positive bien nette permettant d'affirmer d'une façon absolument probante. Il y a bien, pour les praticiens très exercés, une allure particulière, une disposition spéciale, ce je ne sais quoi qui fait la certitude morale, mais que l'on ne peut invoquer comme élément de diagnostic officiel et encore moins enseigner.

Toutefois ces difficultés résident uniquement dans l'observation des préparations et dans les conclusions. La technique est relativement simple.

Le pharmacien devra autant que possible recueillir lui-même, à sa sortie de l'urèthre, le pus soupçonné d'être blennorrhagique. Ce prélèvement se fera à l'aide d'une spatule de platine flambée et après lavage du méat à l'eau stérilisée. Un procédé déplorable consiste à transporter écrasée entre deux lames une goutte de pus. A la dessiccation les deux lames ne veulent plus se séparer, il faut parfois les briser et l'on risque ainsi des contaminations désagréables. De plus il se produit ainsi un écrasement, une déformation qui enlèvent aux préparations leur allure particulière.

A l'aide du pus recueilli on fera de nombreuses préparations, que l'on colorera simplement par le *bleu de Löffler*. On observera alors d'abondants globules de pus plus ou moins arrondis et de tout petits éléments réniformes, en grains de café, groupés par deux face à face, abondants souvent à l'intérieur des globules de pus. Ce sont les Gonocoques et leur aspect est assez caractéristique.

D'autres préparations seront traitées par le *Gram*. On constatera que ces Gonocoques se décolorent et prennent l'éosine.

Dans ce cas il n'y a aucun doute à avoir, l'abondance et la netteté de *diplocoques réniformes, souvent intracellulaires, ne prenant pas le Gram* est un indice très sérieux.

Malheureusement, à côté des Gonocoques, existent souvent de nombreux diplocoques, assez semblables, beaucoup moins virulents, mais qui prennent le *Gram*. Si la distinction est facile dans le cas des pus ne contenant que l'un des deux, elle devient très difficile dans le cas très fréquent d'un mélange des deux espèces. C'est alors qu'il faut opérer avec beaucoup de soin, observer très attentivement de nombreuses préparations, voir si le nombre des diplocoques diminue considérablement après l'action du *Gram*, retrouver enfin dans les éléments colorés à l'éosine des diplocoques assez abondants, pour permettre une conclusion. A cet effet on aura avantage. dans la méthode de *Gram,* à recolorer le fond à la *vésuvine.* Celle-ci colore le Gonocoque avec plus d'intensité que l'éosine et permet de le retrouver plus facilement.

Enfin dans le cas où l'on observe très nettement de nombreux diplocoques, prenant *tous* le Gram, il s'agit d'urétrites simples souvent considérées comme plus bénignes et moins rebelles. Il faut dire que celles-ci peuvent être surajoutées à une véritable blennorrhagie ancienne. Dans ce cas les Gonocoques correspondant à cette affection ont souvent entièrement disparu et les quelques rares survivants seraient bien difficiles à mettre en évidence avec certitude, au milieu des nombreux autres diplocoques.

Nous ne voudrions pas omettre ici les méthodes que l'on a indiquées, pour la mise en évidence positive du Gonocoques. L'une, la plus ancienne, est celle de Nicolle.

La préparation est d'abord colorée par la *thionine phéniquée,* et traitée ensuite à plusieurs reprises par une solution de tannin au $1/10^e$ qui joue ici un rôle de mordant, analogue à celui de l'iode dans la méthode de *Gram*. On décolore ensuite à l'alcool fort. Les Gonocoques restent colorés en noir bleuâtre. La thionine phéniquée de Nicolle se prépare ainsi :

| | | |
|---|---|---|
| Thionine . . . . . . . . | 2 gr. | Agiter |
| A. phénique cristallisé . | 2 gr. | pour |
| Alcool. . . . . . . . . . | 10 cc. | faire dissoudre. |

Après 24 heures de contact, ajouter eau : 90 cc.

Malheureusement, soit inhabileté des opérateurs, soit qualité de la thionine, nous avons vu souvent échouer cette méthode si intéressante et que l'on gagnerait à pouvoir employer avec certitude.

R. von Leszniski a proposé récemment de

mordancer avec la liqueur suivante, après coloration à la thionine phéniquée

Solution aqueuse saturée d'acide picrique. $\rbrace$
—     de potasse caustique à $\rbrace$ ââ 5o cc.
à 1/1000ᵉ.

pendant une minute.

On plonge dans l'alcool pendant 5 secondes, on lave à l'eau, on sèche et on monte. Les Gonocoques apparaissent en noir sur un fond coloré en jaune clair, avec des noyaux de cellules et des granulations d'une teinte brune violacée. Les préparations ainsi obtenues ne sont pas encore d'une bien grande netteté pour des observateurs peu expérimentés.

Comme on le voit, le diagnostic bactérioscopique de la blennorrhagie est, dans la pratique, rempli de difficultés et l'un des plus délicats à émettre. Le pharmacien devra, à ce sujet, agir avec la plus grande circonspection, et se garder de conclusions catégoriques, sauf dans les cas relativement rares où celles-ci sont possibles.

# TABLE DES MATIÈRES

## Bactériologie



*Paris. — J. Mersch, imp., 4 bis, Av. de Châtillon.*

# *VIGOT FRÈRES*

## Éditeurs

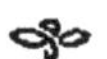

## EXTRAIT

DU

# Catalogue Général

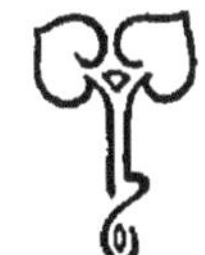

## PARIS

**23, place de l'Ecole-de-Médecine**

1906

# TECHNIQUE

DE

# STÉRILISATION

## A L'USAGE DES PHARMACIENS

PAR LE

## Dr E. GÉRARD

*Professeur de Pharmacie et de Pharmacologie à la Faculté
de Médecine et de Pharmacie de Lille.*

Un vol. in-18 jésus, cartonné, avec 57 figures
dans le texte.

Prix : **5** francs.

Envoi franco contre mandat postal

# PROGRAMME

DU

# COURS DE MATIÈRE MÉDICALE

PAR

## Ém. PERROT

*Professeur de Matière médicale à l'Ecole supérieure
de Pharmacie de Paris.*

Un vol. in-18 jésus. Prix : **1** franc.

Envoi franco contre mandat postal

VIGOT FRÈRES, Éditeurs, 23, place de l'Ecole-de-Médecine, Paris.   11

# FORMULAIRE

ET

# CONSULTATIONS MÉDICALES

PAR

## G. LEMOINE

*Professeur de Clinique médicale
à la Faculté de médecine et de pharmacie de Lille.*

ET

## E. GÉRARD

*Professeur de Pharmacie et de Pharmacologie
à la Faculté de Médecine et de Pharmacie de Lille.*

### DEUXIÈME ÉDITION AUGMENTÉE

Un volume in-18 raisin de 864 pages, cartonné
peau souple. — Prix : **6** francs.

Envol franco contre mandat postal.

# CENTENAIRE

### DE

# l'École Supérieure de Pharmacie

## DE L'UNIVERSITÉ DE PARIS

## (1803-1903)

*Publié par le Directeur et les Professeurs*

*de l'Ecole de Pharmacie.*

Un vol. in-4° de XXIII-408 pages, illustré de nombreuses gravures, planches hors texte et portraits.

Prix : **10** francs.

Envoi franco contre mandat postal